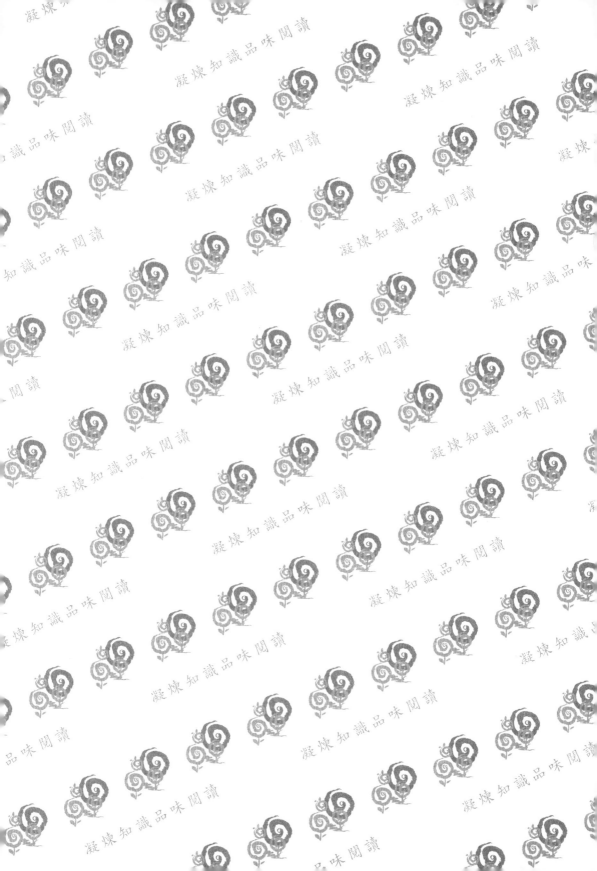

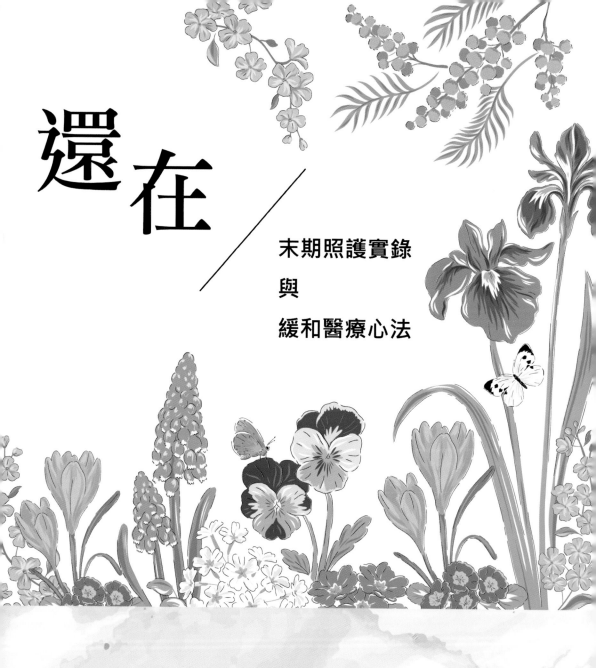

還在

末期照護實錄

與

緩和醫療心法

五南圖書出版公司 印行

推薦序一

　　仔細看完黃醫師一篇篇感人肺腑的故事，不僅令人印象深刻，更令人佩服的五體投地。末期病人及家屬面對生離死別，身心靈極度的不安，在醫療團隊的悉心照顧之下能夠擁有這樣的生活品質，充分代表安寧緩和醫療提供病人及家屬照顧的重要性不言而喻。

　　每一個生命故事都是那麼樣的栩栩如生，抽象的生活品質透過文字的描述，轉成一篇篇令人印象深刻的文章，不禁令我想起2005年亞太安寧緩和醫療會議的主題「用安寧緩和醫療可以改變社會和人類的生活」。這一篇又一篇感人肺腑的故事都在驗證安寧緩和醫療對於病人及家屬積極正面的意義。安寧緩和醫療絕對不是消極放棄的。這些故事是民眾最佳的生命教育題材，如何從學習面對死亡來尋找我們生命的意義、價值和目的，真是發人深省！學會死亡就學會生活，才能懂得生命！

　　黃醫師是一位資深的安寧緩和醫療專家，從他與病人信任關係的建立，持續照顧病人及家屬，病人的心靈成長不僅帶給他成長的養分，也讓他產生源源不斷的動力，才有這本書—《還在：末期照護實錄與緩和醫療心法》的誕生。而且在每一個案例最後，黃醫師還不吝分享自己的照顧心法，它不僅是民眾最佳的生命教育題材，

也是醫療專業人員提升末期照護能力的葵花寶典，真是值得人手一冊的好書！鄭重推薦給社會大眾及醫療同好！

蔡兆勳 教授

台灣安寧緩和醫學學會理事長

推薦序二

　　與黃醫師結識，進而與他合作爲臨終病人記錄生命故事，是上天許我的一個好因緣。

　　我的內人在雲林臺大分院服務時，有一回將黃醫師團隊爲錦珠製作的生命故事影片給我看，我看完後就自告奮勇地告訴我內人想認識黃醫師，希望可以將我在傳播方面的經驗與黃醫師分享，後來又透過普安師父的介紹，我終於跟黃醫師的團隊搭起合作的橋梁。

　　拍片，在傳播科技發達的今天，人人都可以成爲掌鏡人，但要透過鏡頭說故事，卻不是一件簡單的事，它需要用心、用愛，才有辦法將一個面對生命盡頭的故事，拍得深入動容。

　　過去幾年，因爲與黃醫師團隊合作，加上普安師父從臨床宗教師所提供的照護陪伴經驗，我在拍攝、採訪過程中收穫滿盈，每一個生命故事，都是病人與家屬用他們走過的路，豐富了我對於生命底蘊的看法。

　　在這些人物中，我第一個接觸的是錦珠的故事。我是在錦珠離世後才開始爲她製作生命故事書及影片，曾跟普安師父一起到竹山探望錦珠媽媽，在媽媽的眼淚中，我看到爲人母的不捨及放不開手，如今想想這的確是很正常的一件事，就是因爲有愛，傷痛才久久無法走過。很感謝錦珠妹妹乃文的幫忙，我們透過信件及 LINE，蒐集

了關於錦珠的照片及故事，最後完成第一個成品，雖然沒有留下從錦珠口中說出的隻字片語，但每一張照片都勝過千言萬語，特別是生命故事書必然是錦珠媽媽這一生中最寶貴的禮物之一。

我們也因為這樣的好因緣，陸續為虎尾的阿公及麥寮的呂大哥完成生命故事書及影片紀錄。虎尾阿姨及秋郁姐，還有呂大哥的牽手瑞蘭，至今都是我們生命中像家人一樣的好朋友，我們偶爾會相約見面或通電話，言談中難免對離開我們的人滿滿的不捨，但我們會用祝福牽起這段天上人間的好情緣，也謝謝在天上的他們，讓在俗世人間的我們繼續為這段好因緣書寫更長的人間故事。

每一個病人或家屬的故事，說是簡單卻不平凡。他們的生命中因為疾病的關係，難免憂傷痛苦，但另一方面也激起了彼此之間重新看待生命的念頭，學習在哀傷中找希望及走下去的力量。

謝謝每一位在天上的您們，也感恩留在人世間的家屬，更謝謝這世上有黃醫師的團隊陪這些家庭走過生命中的幽谷，更謝謝普安師父的慈悲心，引我走入這條書寫與記錄的路子，結下眾生緣。

希望讀這本書的您，可以長養寬柔的心，學習生命教會我們的事，這們功課只有起點，沒有終點。

盧鴻毅 教授
國立中正大學傳播系

作者序

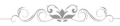

　　不知不覺在安寧病房的日子已經超過二十寒暑，有些病友的臉孔在記憶中依然清晰，與他們互動的過往皆已化作我成長的養分，而提筆寫書的念頭也因此醞釀了很久。

　　最近幾年，每當在安寧病房照顧完一位難忘的病友時，就會請助理珊珊協助剪輯病患的生命紀錄片，並製作生命故事書，每每這一部部的影片和相片書，都會成為家屬珍藏的傳家寶。

　　回想當初我告訴病患的：「我們會幫您留下生平故事和珍貴的畫面，給您最愛的家人留念，也供未來其他病友和家屬參看，希望可以利益到更多的人！」如今我終於可以兌現承諾了，書裡除了有珊珊協助側寫的故事，也有許多我記憶中病友的往事。

　　曾有朋友問我：「進醫院選哪一科比較好？」我說：「選你自己喜歡的那一科最好。如果可以的話，去安寧病房服務，因為在那裡，你會看到病人最真摯、家屬最深情的一面，也可以體現醫療人員最大的價值，成為他們真正的朋友！」

　　很高興錦珠的媽媽、國任的母親、景全大哥的牽手素慈姐、進福大哥的太太瑞蘭、家珍的先生易教授等，都視我為好友；黃蔡鳳阿嬤的女兒桂美小姐與書銘媽媽美娜姐，還特地來門診探望我；謝敏達阿公的女兒秋郁姐、澤民大哥的愛妻秀茹姐和阿德母親淑紅姐，

也親自撰文賜稿。

這本書除了眞實記錄安寧病房的喜怒哀樂，我更將二十年來從事緩和醫療的心得與體會，毫無保留的與讀者諸君分享，期望能滋潤您的心靈也豐富您的視野。

成書之際，關愛我三十多年的劉德琇老師病故，我有幸在本院的安寧病房照顧她最後一程，卻難掩心中的失落與不捨。特別在書末爲劉老師寫一篇追憶文，爲我們的師生緣畫下圓滿句點。也將此書獻給在天上的她，願能榮耀她一生爲無數學生的付出。

要特別謝謝出版社王俐文小姐的愛心協助，讓這本書順利問世。最後，感謝老婆海倫結婚十九年來始終如一的支持，還有麒軒、麒恩兩個懵懂的孩子，他們雖然不懂老爸爲什麼要忙著寫書，卻相信爸爸正在做該做的事。

2022/06/28 結婚紀念日

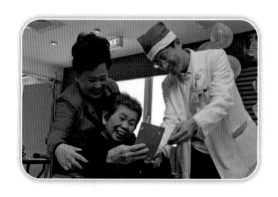

目　錄

Part 3

溝通　43

PART 1

最後一幕

「英雄氣短，美人遲幕」常令人惋惜，
歲月匆匆，生死白頭，又有幾人能優雅謝幕？
最後一場人生大戲需要劇組如何支援呢？

1 再一次求婚

「我想活下去……」、「我不要走……」、「我還放不下……」

蔡大哥，一位 49 歲的男性，掌握著全家經濟重擔的一家之主，卻罹患了膽管癌末期。那時，他在病床上哭皺了臉，用著哭啞的氣音，說著揪心的悲痛。

一對夫妻，養育三個女兒，住在一棟舊房子裡，一個再簡單不過的平凡且樸實的務農家庭。但是，無來由的，任誰也無法知道為什麼，癌症的噩耗在一年前突然襲擊了這個家庭。他們一發現就馬上安排治療，但是在抗癌路上卻節節敗退，直到無路可退。終於，到了老天爺要帶走他們家裡唯一靠山的時刻了。

在病房門外，主治醫師和住院醫師正在跟太太解釋接下來的病情走向，太太無法停止顫抖的手，不停地用右手抓住左手，又用左手抓住右手……，就這樣不停地循環，但雙手，誰也止不住誰。當醫師發現，太太其實一個字也聽不進去的時候，醫師停下話語，展開雙手，準備擁抱那迷惘並受傷的心；而此時，太太那在先生及孩子面前強顏歡笑的臉，再也忍不住地潰塌成海嘯。溫暖的醫師一把擁抱住太太，就這樣在病房外，靜靜地陪著她哭；而太太，就像好不容易找到了可以靠岸的肩膀，這時的蔡太太像個受傷極需要保護的孩子。

大家都知道，死亡這條路，誰都會走。但是，又有誰能想的到，也許下一個就是自己？就算大家再逃避談論、再忌諱，一樣都會發生的！醫療業，難道就只有醫療嗎？這個問題許多醫療人員都曾在心中

反問過自己多次。尤其，我們是伴著人們走過人生最後一哩路的擺渡人，要怎麼做？遇到痛，要怎麼解？「醫生，救救我……，救救我……」原來，需要救的不只是身體病痛，更多的是內心的徬徨無助、失去至愛的痛。醫療有極限，但我們需要的不只是醫療！

「蔡大哥，原來你還欠太太一個求婚、一個承諾啊！那不如現在就做吧！」

蔡大哥不可置信地看著我們：「什麼？現在？」

「對啊！就是現在！你準備求婚台詞，其他的我們準備！」

隔日，就在醫師查房到一個段落時，蔡大哥看起來精神似乎不錯，我們想，那還等什麼呢！醫師助理主動發話：

「蔡大哥，你還記得，你昨天答應我們什麼嗎？」

蔡大哥靦腆地笑了笑，並點點頭說：「記得啊。」

蛋糕、花束、太太、家人，全部都到齊了，病房護理師還有總醫師，也早已悄悄地在病房門外準備就緒，大家一起歡樂地將蛋糕及驚喜推進病房內。

一段動人告白、一個真心擁抱、一串炙熱眼淚、一個令人動容的時刻。蔡大哥，你一直說謝謝我們的安排；你說沒有我們的鼓勵，你覺得你會沒有勇氣面對、沒有勇氣擁抱、沒有勇氣說再見，直到遺憾到來。六天後，蔡大哥帶著一家人滿滿的愛與祝福安詳離世。相信來生，也和太太約好，下輩子再見。

微光打進屋裡，將思念的目光聚集在你常坐的那個藤椅……。

已是多日的午後，不該不小心，又讓淚水將眼睛淹的幾乎窒息……

還記得……。

二十五年前，一個翩翩的少年郎，堅定地牽起少女的手，就這樣牽了大半輩子；二十五年後，放下的手雖然顫抖，但也就這樣沒了重量……。

如果思念必須花掉下半輩子，那就這樣吧！

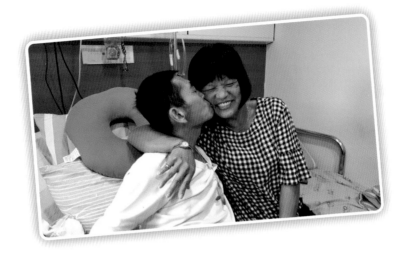

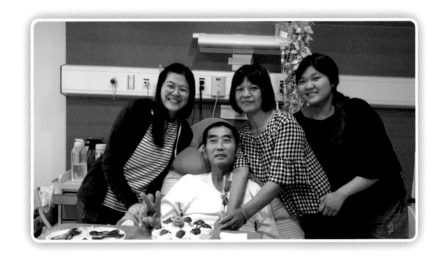

蔡尊益生命故事書

愛要怎麼說

爲了不留遺憾，團隊成員常鼓勵人家做好「四道人生——道愛、道謝、道歉、道別」，箇中道理不難理解，但最難的卻是「說不出口」。

有人或許會說：「家人應該都知道了」或者是「說過了，不用再說」。但其實讓對方知道「我愛你」從不嫌多。「你是我生命中最重要的人」、「感謝你爲我做的一切」、「對不起，沒有照顧好你」、「我會永遠記得你」……。現在不說，將來就後悔；今天不做，來日加倍也無法奉還。

蔡大哥最令我敬佩的就是「敢說敢做，敢做敢當」。面對他難分難捨的「牽手」，他會在眾人面前大方的摟著她用力一吻；兩位千金在床邊時，他也會豪邁的左擁右抱。他大膽的說出心中的不捨，感性的道出對太太的溫柔，還不忘給兩位女兒最慈愛的溫暖。

我點開伍思凱那首膾炙人口的歌曲，曲名是「愛要怎麼說」，一遍遍聽著：

> 告訴我　愛要怎麼說　愛要怎麼做
>
> 握在手中　算不算擁有……
>
> 愛上了什麼樣的我　你應該知道
>
> 當你流淚的時候　恨不恨我
>
> 愛上了什麼樣的我　你應該想過
>
> 當我離去的時候　不要難過……

2　阿嬤，卡拉 OK

幾日前，阿嬤一直說手痛，在腫瘤科醫師的建議之下，照會家醫科要一起做共同照護。之後，阿嬤決定在腫瘤科打了一次化療，同時也約好家醫科門診就出院了；沒想到，出院還沒幾天，阿嬤就痛得受不了。家屬焦急地直奔到家醫科門診求助，醫師馬上安排阿嬤入住緩和醫療病房作疼痛控制。

病房裡面十分寧靜，就像所有安寧病房一樣，空氣裡有種令人安心放鬆的力量。阿嬤她 72 歲，剛來時，皺著眉頭閉眼休息，這天陪在旁邊的是阿嬤的大媳婦。

醫師助理說：「阿嬤～今天狀況如何？」

阿嬤小小聲地說：「同款……手會痛，腰骨嘛ㄟ痛啊……」

幾天相處後，發現阿嬤雖然常靜靜地皺眉，其實非常好相處，經常跟我說好多話。阿嬤說：「我不怕死，可是我怕痛。我想要快點去，做化療好痛！」、「所以我甲他們（子女）說，我想要化療，看會不會快點走……。」

醫師助理說：「唉唷～阿嬤～我恩甘～你一定是太痛啊，才會這樣想……。」阿嬤沒有說話，苦苦地笑了一下。

阿嬤在還沒生病之前，是地方上非常活躍、人緣也非常好的老人家，常常參加老人會，也常跟左鄰右舍一起出去玩；但生病後就變得鬱鬱寡歡，除了家裡，哪裡都不願意去。每天一直說想趕快走，擔心自己拖累家人，拖累孩子……。兒女們自小跟母親相依爲命，彼此感情都非常好，爲了老母親悲觀消沉的態度，已經煩惱了很多時日。

阿嬤說：「我本來是不想來這，因爲來醫院還要讓他們（子女）安捏跑……麻煩啦……」

兒子說：「唉～這那有蝦咪，來這才十分鐘而已！每次都要這樣說……。」阿嬤沒有說話，輕搖了一下頭。

醫師助理說：「阿嬤～這個（指兒子）小時候你帶大的，對某？」

阿嬤說：「嘿呀～我先生在我年輕的時候就意外過世了，我自己一個養他們三個長大……」

醫師助理說：「小時候有乖某？」

阿嬤淺笑了一下，說：「有啦～啊不過，查播（男生）都卡皮啦……」

醫師助理說：「你有嫌他們麻煩某？」

阿嬤又笑了，說：「沒啦～自己的孩子啊～再安怎也要疼……」

醫師助理說：「喔～安捏喔～」

我告訴阿嬤：「阿嬤～小時候你甲他們養大，現在換他們來照顧你。」

醫師助理說：「你若給他們機會，給他們來報恩，安捏對他們來說是好代誌，是最大的福報哦！」

阿嬤點頭微笑，說：「安捏喔……甘是安捏？」

醫師助理說：「當然啊！一定是！」

原本在旁眉頭深鎖的兒子，聽見媽媽的想法開始動搖了，立刻展開笑顏，輕快的接話，說：「嘿呀～講正經ㄟ，這是眞正ㄟ！沒恩對～」

阿嬤約莫住院了一週，感覺有比較好睡，但是疼痛問題還沒解決，手也舉不起來。團隊醫師們經常思索著如何幫阿嬤改善疼痛。

那天查房時，我又來跟阿嬤聊聊。

醫師助理說：「阿嬤，你以早跟遊覽車出去，你有愛唱歌某？」

兒子說：「有喔！我家還有一套卡拉 OK 咧！」

醫師助理說：「蝦咪歌，安捏咱來唱！」

阿嬤說：「賣啦～賣啦～我現在沒聲，不要唱啦～～」

隔日，跟兒子探聽好阿嬤喜歡的歌，準備好藍芽麥克風，大夥立刻來陪阿嬤唱歌。團隊的醫師、住院醫師以及臨床宗教師，大家都義不容辭地要來參加阿嬤的演唱會。前一秒阿嬤還在推拖說：「麥啦～麥啦……」結果音樂一播，奶奶立刻從床上起身，手拿麥克風，準備要唱了！那一幕真是十分可愛。

奶奶唱著那首回憶中的老歌，醫師們在旁跟著節奏打拍子，一群人在病房圍繞著阿嬤，那樣的歡樂讓家屬笑得合不攏嘴。阿嬤忘了疼痛，也忘了時間。這一幕，讓我在安寧照護的過程中，又在心上深深地記上了一筆。

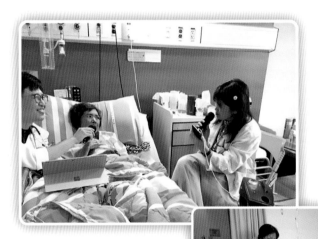

廖秀琴生命故事書

黃醫師的真心話　死不可怕，痛死才可怕

　　記得我當住院醫師時，有次接到一位從某醫學中心轉來的阿姨，聽完她一次又一次抗癌的歷史，正當我準備離開去整理她的病歷時，我照例問了一句話：「阿姨，妳這次住院，有沒有什麼要我們特別注意的地方？還有什麼想告訴我的嗎？」阿姨皺著眉，一字一句地說著：「沒什麼啦……死，我不怕，袂給我痛就好啦！」阿姨的這句心聲，我聽到了。

　　二十年來，我一直把這句話放在心上。後來我發現，雖然是不同的病人，但會不約而同地說著相同的話，秀琴阿姨就是這樣的一位病患。

　　擔任總醫師時，我每天捧著照會單，行走在全院各病房查房照會。這天來到腫瘤科病房，眼前有一位阿姨跼縮在病床上不斷發出呻吟，我試著打招呼，阿姨發覺有人來了，話也不回只嚷著：「緊啦，我足甘苦！」對了一下床頭的基本資料，正是照會單上的病人，查了一下目前用藥，我注意到阿姨並沒有使用大多數癌症患者都需要使用的嗎啡類藥品，我知道惟有先用藥讓她馬上止痛，才可能進行其他問診。

　　於是三步併作兩步回到護理站，告訴負責照顧阿姨的住院醫師，沒想到住院醫師很淡定的回應我：「學長，我知道。阿姨有敗血症，痛又不會死人，敗血症才會死人，我沒有用嗎啡，是故意要觀察她的病情變化的……」。

　　我很驚訝聽到這樣的回答，當下差點脫口而出：「如果躺在那邊的是你媽，你還會不會告訴我，痛又不會死人！」我極力克制住自己的情緒，想到將來他也可能成為主宰病人命運的主治醫師，我

十分理性的對學弟作了解說，希望未來這樣的場景不會再出現。

所有醫療人員都應該知道的是：「或許痛不會死，但是痛會讓你生不如死，因為痛比死還可怕！」

3　你是誰

「哈囉～阿水阿公～」
「哈囉～你好～」

　　阿公笑彎了眼，雙手舉了個半高，開心的向我揮手招呼，那是一幅會融化人心的畫面。但就像輕微失智者的症狀一樣，接下來的對話裡，有一搭沒一搭的，有時候是雞同鴨講，但在某一句又會突然對上，沒有規則，可愛又逗趣。有時候阿公也會原諒亂猜亂答的我，說：「妳這個女孩子齁～真是～真是的～調皮捏！」然後兩人笑成一團。

　　阿公自從進來病房，症狀控制之後，疼痛情況改善不少。因為有骨頭轉移，之前聽家屬說，只要輕輕摸到阿公的雙腳他就會疼得大叫，連翻身塗乳液都沒辦法。如今整體病情算是穩定，阿公也很乖，沒事就睡覺，有人探訪或醫師查房時，便會起身回話。

　　也許是因為今年疫情的關係，陪伴在旁的只有看護，但家屬也會每天固定時間來看阿公。家人很關心阿公，只是跟所有家屬一樣，探病時不知說什麼才好，只留下輕柔的例行問候，彷彿存在著探病家屬對話的 SOP。

　　比如先問病患知不知道我是誰：「爸，我來了，你知道我是誰嗎？」或是：「阿公，我叫什麼名字？你知道嗎？」再等著病患回答。病患的回答經常會不如期待，有可能是一片寂靜。但是家屬一般不會放棄，會搖搖病患，希望聽到病患的回應，有時會大力搖晃到病患驚醒。也有可能病患回應了，但不一定答對。若是回答正確，家屬就無比開心；

如果回答錯誤，家人一樣不會放棄，再次追問：「你再看一次，我是誰？」倘若幾次都回答錯誤，家屬便會陷入沮喪的輪迴。

有時家人會喃喃自語，或心想「不對啊，上次都還認得呀！醫師，他怎麼會這樣？是不是……」然後冒出許多疑慮來求解。為了免除這窘境，若是家屬是第一次探訪，通常會先請家屬跟病患說：「我是誰誰誰，來看你囉～」這樣不只不需要給病患考試，也能明確的介紹來者是誰，避免雙方都陷入一個挫折的窘境。

若是病患本身無法回答，醫護人員也會安慰道：「阿公就算沒有回答，我們知道他一定都有收到喔！不要太難過喔！」

家屬：「是這樣啊？原來他都知道呀……」臉部的表情逐漸緩和。

醫護：「是的，只是他現在身體虛弱，沒辦法好好回答你喔！不要跟阿公計較喔（微笑）。」

家屬：「袂啦……我怎麼會跟他計較……」家屬緩緩地露出微笑，溫柔地望著病患。

這天阿水阿公面對女兒的考試回答道：「你是○○○啊～」

女兒：「蛤？你再看一次！」

阿公：「你是○○○啊～」阿公回答的很有自信！

女兒沒有再多說，暗自走出病房。

女兒紅著眼眶，問道：「醫師……我爸早上我問他我是誰他還認得，為什麼下午他就說錯了……」原來阿公將她認錯了，她為此很揪心，認為是不是太少來陪伴，所以爸爸連自己都不認得了。我們都知道，其實不是這樣！謝謝家屬願意告訴我們，讓我們有機會為他做解釋。有時也許因為一個小誤解，一直到病患離世，反倒讓自己心中這個結跟著一輩子！

住院醫師對女兒說：「你看他還回應你捏！換成我們，他都不理我們！」

然後轉頭對阿公說：「阿水阿公，這是女兒捏！女兒來看你囉～

有高興某？」

　　阿公半渙散的意識，像是突然被喚醒般：「喔喔～（定睛看了眼在他面前的女兒）」接著說：「喔對～這是我女兒啦！」一夥人看著阿公滿足的回答，女兒此時……笑了！

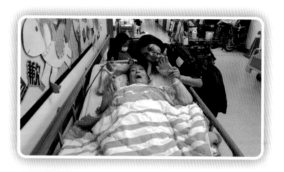

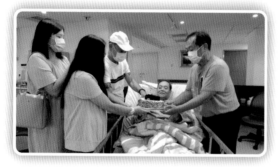

阿水伯的生命故事書

 黃醫師的真心話　**我說的你當真**

　　記得外婆重病住院時，有一天我看到母親哭得無法自拔，原來是外婆醒來時，對她說：「你怎麼那麼久都沒來看我？」母親覺得委屈，因為她就算再忙，每天都來到病床前照顧外婆，怎麼知道外婆突然變得老糊塗了呢？

在評估病患是否意識清楚時，詢問「人事時地物」是最直接的方式，醫護人員也常用這種方式。值得注意的是，一旦在家屬面前病患回答不正確時，醫護人員也要適時解危，以免造成不必要的誤會。尤其老阿公答錯子女的數目時，可別認真的去追查婚外情！

　　有時醫師故意在家屬面前問病人問題，目的是讓家人意識到，你親愛的家人現在意識不清楚了，所以需要你的陪伴和諒解，或是讓家屬了解病情正在走下坡，得把握最後時間，做好準備……。

　　臨床上能維持意識清明到最後一刻的人其實不多，相反的，生命末期出現譫妄的情形倒很常見。「譫妄」是一種突發的意識變化，情況會時好時壞，病人注意力多半不能集中，常有人事時地物的混淆，有時甚至會出現幻覺或妄想。好在這些症狀通常不會造成病患本身的痛苦，倒是可能給照顧者帶來困擾，例如陪病者要有心裡準備並學習應變的技巧，症狀嚴重時也能依靠藥物改善。

　　人生的兩端，奇妙的相似。家人如果在最後的時光返老還童，變得不可理喻時，請拿出哄小孩的耐心或技倆，別忘了小時候，父母也曾追著我們餵飯和收拾殘局。等到病患累了或是睡著時，仍然不要忘了在旁守候，要知道在這軀體深處，有你最熟悉的家人。此時你說的話他都能聽到，也都能懂，因為聽覺是最後消失的，而且「愛」能夠超越言語。

　　幽谷伴行，讓愛充滿每一天！

回家功課

他是一位彬彬有禮的病人，以下先稱呼他為魏阿伯。魏阿伯他六十多歲，行動上與安寧病房其他病患相比，算是比較輕鬆自如的。他與妻女同住，還有一個兒子在外縣市工作，而阿伯總是靜靜的。有時候問問魏阿伯：「太太呢？女兒捏？有來嗎？」魏阿伯總含蓄地說：「有啦……有來過啦……」但我們從沒見過家人身影。幾日過去，魏阿伯在病房裡總是一個人靜靜的坐著，跟看護去病房外面散步時，也總是一個人靜靜的走著。

兩週後，魏阿伯身體開始有了變化，呼吸開始變得喘，夜眠也開始變得不穩定。據看護說，晚上會有點躁動，忽然想下床走路，偶爾也有疼痛的情形……。這種病況不難處理，通常醫師調個藥，情況便改善了，但我們都知道，魏阿伯的身體開始明顯走下坡了。住院醫師終於忍不住了，致電給魏阿伯的家人，委婉地表示請他們有空要來看看魏阿伯，但電話那頭說：「我們不是有請看護嗎，為什麼還要來？」

話雖這樣說，隔天，兒女、太太全來了。主治醫師開了個家庭會議，告知魏阿伯的情形，並提議後天病房有個活動，希望家人一同參與。三位家人一聽，皆低頭不發一語，氣氛一片沉寂。不知是否因為得知魏阿伯狀況不好而低沉，或是心中有什麼想法呢？過了許久，小女兒率先打破這沉默：「不然……我來好了！」這語氣說的既無奈又令人不解。

活動當日，魏阿伯開心地為大家獻唱，他的女兒也全程陪伴，看的出來魏阿伯心裡是無比開心。魏阿伯說：「我只希望如果早一點回

去，也沒關係啦，只要不要太難過就好，我也不會害怕，如果離開那天，我也想去看看女兒（大女兒）！」

原來幾年前，魏阿伯的大女兒因為癌症過世，在後期也是入住在外院的安寧病房，而且是魏阿伯親自為她決定的，但是這個決定卻與太太意見分歧⋯⋯。原來魏阿伯的太太是房仲業的女強人，在事業上做得有聲有色，家裡一切幾乎都是靠太太撐起來的，在大女兒罹病前，太太一手栽培優秀的大女兒，想要她成為接班人。「這個女兒走，你知道我有多痛心嗎？好了，好了，不要再說了！」那日與太太一同看舊照片時，太太突然說。

在病房住了快一個多月的時間，魏阿伯狀況也好轉了不少，終於到了出院的時候。他的兒子獨自在護理站等待，正在辦理出院的程序時，我找到機會便與兒子聊聊天，原來魏阿伯過往與太太感情不太和睦，年輕時魏阿伯會去舞廳，也未跟老婆同住。「之前有一次因為這樣差點家庭革命，可惜啊⋯⋯後來沒有革命成功！」兒子淡淡地說著。

每次與魏阿伯對談中，總覺得魏阿伯的語氣淡定又沉著，似乎又透露著一股無奈、幾分滄桑。每每想再多問問魏阿伯的故事，他也只是沉默微笑，或許魏阿伯有一段屬於自己的心情故事，需要慢慢消化沉澱吧。希望每個人回首來時路，不論風雨或陰晴，都能坦然放下，不要太在乎別人的看法，畢竟這是自己的回家功課。

 黃醫師的真心話 ## 鬥鬧熱

「來哦～來哦～來鬥鬧熱哦！」志工大姐又在大聲吆喝了。每逢「端午節」、「中秋節」、「父親節」、「母親節」、「耶誕節」等節慶即將到來，或是病房舉辦「慶生會」和「週年慶」時，安寧病房的志工大隊總是會全體動員，包辦餐點、布置、接待和善後等

繁瑣的工作。

　　這群志工多數都已年過半百，但是做起事來幹勁十足，所以大家總以「大哥」、「大姐」稱呼。事前他們會各自認養幾道自己的拿手菜，也會默契十足地兼顧菜色的種類，除了豐盛的主菜，還會有炒米粉、炒麵、滷味、熱湯、甜點、各式水果等，擺滿了一條長桌。每每在這場交誼廳裡的盛宴，都會引起路人好奇的側目。

　　志工們放棄在家享受美好的時光，轉而以行動走進醫院，用自己過去的經驗和同理心，協助並陪伴最需要關懷的安寧病友，還有最需要支持的家屬。這份滿溢的愛心，以及對無酬工作的高度敬業精神，絕對值得大家為他們致敬。

　　在團隊成員與病患家屬聚餐完後，活動的重頭戲才正要開始。我們會準備好幾個大蛋糕，請當天與會的病患為我們主刀，同時家屬也會一起許願，在應景音樂的伴奏聲中，一個個家庭會再一次重溫「父親節」、「母親節」或是「慶生會」。現場沒有人在乎節慶或生日確切的日期，但可以確定的是：這應該是他們過的最後一次、也最有意義的一次慶祝活動。

　　有時感性的兒女在大家的簇擁下，會當眾對父母說出內心的愛和感謝，一家人的擁抱、親吻與合照，絕對是最難得的畫面。有時原本愛唱歌的病患也會鼓起勇氣，為大家獻唱一首他的招牌成名曲。看著他們唱歌時，那種專注和放鬆的神情，會以為剛才吃到什麼靈丹妙藥！魏阿伯就是一個很好的例子，平時表情有些拘謹的他，和關係有一點緊繃的女兒，他們的心靈在當場都得到了很好的抒發與釋放。

　　也許有人會質疑，病人都這麼嚴重了，病房團隊還有需要多花力氣去辦這些活動嗎？正因為病情沉重，家屬通常都沒有心思去籌備該如何陪伴病人過節；但是，事後當家屬凝視活動的影像或照片

時，他們的愛與回憶，彷彿能停格在那個難忘的時刻。他們似乎已經用臉上的微笑和淚水告訴我們：「謝謝這個活動帶給我們——最後的禮物！」

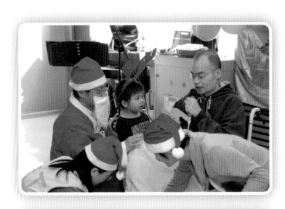

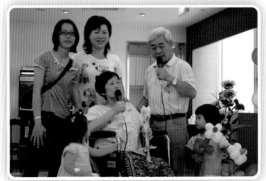

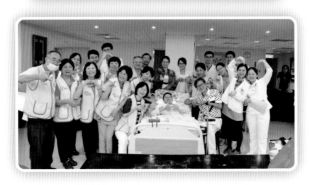

5 最後十分鐘

「我有一個願望！」
「我想要去打 IS（恐怖分子）」
「因為……」
「這樣的結束才有意義！」

　　一位嚴肅的大叔，身上總有股凜然正氣，但……仔細看，眉宇間又有一絲絲調皮。

　　這夫妻倆都是公務人員，有各自喜歡的工作，育有兩子，多年來生活也無憂，過著平淡快樂的生活。但蕭大哥卻在 102 年，發現大腸癌第三期，手術後二年出現腫瘤復發及轉移，接受多次的治療與手術；107 年腫瘤已轉移到腦，他果決的接受腦部手術，隔年又再轉移到肝臟，儘管有驚無險地渡過危機，蕭大哥決定不再積極治療，選擇接受安寧緩和照顧。

　　孝順的蕭大哥覺得比年邁的媽媽提早離開世界，是很不孝的。在安寧病房住院期間，即使吃不下東西了，也會在老母親探視時勉強吃上幾口，為的是不要讓母親傷心難過。蕭大哥的母親說：「他從小就很聰明喔，老師出的背課文的作業，他只要看三次，就會全部記起來！那個頭腦喲……真的很聰明！」老母親滔滔不絕地告訴我們，這兒子有多令人驕傲。

　　身為主治醫師，住院期間蕭大哥曾語重心長的用僅有的氣音告訴我：「你是第一個，跟我談生死的醫師！」

最後那一日。倚窗的病房，看的見天空，也聽得到鳥鳴。雲朵輕飄，就像平常一樣。當夕陽緩緩沉下，蕭大哥的血壓、呼吸，也開始慢了下來。如同蕭大哥看過的短片，親愛的太太始終在旁守候，他的氣息伴隨著家人的祝福聲，也逐漸消散在空氣裡。他真的就像睡著一般，在病房中安詳睡去。

蕭大哥曾經說過，他也願意被記錄下這最後一刻的生命，讓同樣有擔憂的人得到一點幫助。雖然他臨行時，家屬沒有勇氣拿起相機記錄這一切，但我相信蕭大哥平安離去的畫面，已經永遠深植在家人心中。

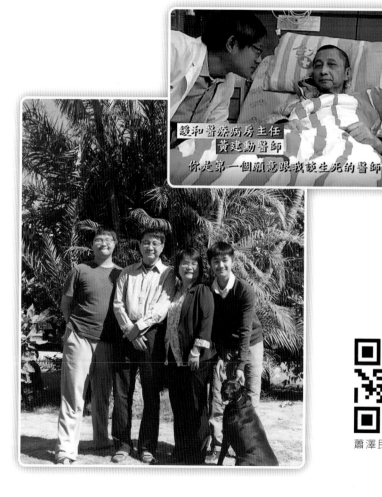

蕭澤民生命故事書

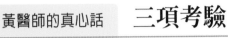 三項考驗

　　回想起年輕的時代，男同學「練金庸」，女同學「唸瓊瑤」，幾乎是不變的成長定律。幾年前，爲了失智的先生，瓊瑤和繼子女因爲不同的照顧理念竟槓上台面，一度成爲報紙的頭條，當時有記者問瓊瑤是否會將照料先生的過程寫成書，她回答：「我的人生一敗塗地，我不會再寫了！」

　　可見不論是自己或親人，能否「善終」乃人生大事。從多年的臨終照護工作中，我發覺人生能不能圓滿落幕，與能不能通過三項考驗有關。

　　首先，是有沒有放不下的人事物？包括未成年的子女、白髮蒼蒼的雙親，或是沒人接手的毛小孩。當然也有人對財物問題無法釋懷，或是陷入家人或男女的感情債。

　　其次，是對來生的「期待」，或者是「沒有期待」。有人法喜充滿地等待法船接引，或是天使的帶領；也有人對死後的世界充滿恐懼，滿臉狐疑。

　　就算如蕭大哥一般兩者都沒有煩惱的人，也可能擔心臨終前的處境。會「痛不欲生」嗎？會「喘不過氣」嗎？可能會「大出血」或需要「大手術」嗎？對未知的恐懼乃是人的天性，如果有緩和醫療團隊的介入，通常就能化險爲夷。

　　如果「圓滿人生善終落幕」要通過這三項考驗，那你準備好了嗎？

6 　每個人的心願

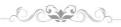

　　當死神來敲門時，多少人有勇氣說我已經準備好了？當病況已達生命極限，如何放手讓生命安息，不僅是病人要有勇氣去勇敢面對，身邊的家人也是同樣要有勇氣接受摯愛的離去。

　　記憶中先生不曾流淚哭泣，同樣也不容易開口道愛及道歉，更遑論道別了。在第二次腦部手術後，他明白癌細胞的轉移流竄難以控制，他選擇不再積極治療。在家安寧照顧一個月後，在生命倒數十天中住進安寧病房，住院第一天就問醫師，人死前的最後十分鐘會是什麼景況，他也告訴醫師他不怕死，就怕死不了，希望能在生前好好討論生死議題，明白自己有多少時間。

　　感謝臺大醫院雲林分院黃建勳主任及醫療團隊悉心照顧下，他心中的疑惑解除了，先生顯得平靜，住院期間黃主任不僅關心病人的身心需求，更是關心家人對病人的現況了解與接受，鼓勵病人與家屬互相道愛、道謝。每次的探訪，耐心地說明緩和醫療照顧的原則，盡可能維持病患之舒適，除了給予症狀控制，更希望可以提供高品質的身心靈照護，不會刻意縮短或延長死亡過程。

　　這期間，我與兒子及婆婆的家庭諮詢會議，讓所愛的家人能在醫師專業的諮詢下，家人間盡可能提早敞開心胸，談論生命末期的相關安排。透過訪談將心中說不出的話、說不出的苦，可以講出來。也鼓勵家屬將美好的生活回憶與感謝的話對病人訴說，給予病人溫暖與愛。

　　臨終前幾天，先生吃不下任何東西，吞嚥也更加困難。醫師告訴家屬可以用他自己身體的節奏，聽他自己的聲音，想吃什麼？吃多少？

想喝什麼？喝多少？讓他自己決定。記得那時候先生會要求喝沙士，吃些許蒟蒻果汁，看他吃的很少，不禁擔心這樣的狀態會維持多久。醫師回答：「這個因人而異，我看過有人在離開前一天都還可以吃東西，第二天就睡著離開；也有人兩三個禮拜不吃東西也還在。就像手機電力不足時，可以維持多久就看他生命的燭火還有多長，生命力會像手機的電力一樣慢慢消失。」

　　善終，不是理所當然的；善終，是需要好好準備的。病人要好好準備，家人也要有心理預備，用愛與祝福陪伴病人渡過最艱辛的一刻。當生命的終章來到時，先生是在家人的陪伴下，手握著手，呼吸慢慢地停卜來，有尊嚴地離去。感謝所有安寧照護的醫療團隊，難忘的是當我們要離開病房進入電梯時，護理師那深深的鞠躬，感受到醫療團隊對生命的尊重，衷心感謝醫療團隊溫柔地對待病人與同理陪伴的家屬。

沈秀茹
澤民大哥的太太

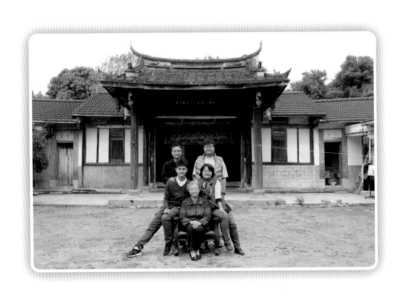

「所有的醫師，都要我樂觀，不要想那麼多！」

「怎麼可以讓我連自己的生死，都不明白！」蕭大哥忿忿的說。

「是啊，就像出國遠行，我們總要知道時程，才能做好準備。比如說，整理行李、訂機票之類的，如果完全不知道……實在會讓人心慌，不知所措。」我誠摯地回應道。

「我看過我爸死亡，他也是癌症……」

蕭大哥把埋藏在心中沉痛的往事講了出來，講話的氣力儘管虛弱，但明顯夾帶著激動的情緒，肢體也微微顫抖著。

「三十年前，他是痛到雙手抓著窗簾……」

「我哥哥甚至還用地下管道，去取得非法藥品，幫他止痛！」

「當時，我也差點用枕頭……把爸爸……」蕭大哥泛著淚光說：「……他實在是太痛了！」

突然間，他轉向我，堅定的問道：「黃醫師，我想知道……人死前十分鐘，會是什麼樣子？」

「你想知道，對嗎？好，你放心，我來告訴你！」我握著蕭大哥的手，點頭承諾。

於是我帶了一段英國 BBC 電視台真人實境拍攝的短片，蕭大哥虛弱的從床上坐起，眼神開始專注地盯著畫面。影片中，醫護人員來到彌留病患的家中，只見病人雙眼微閉，呼吸略喘，平靜安詳的睡在家中溫暖又熟悉的床上，放鬆的表情，還有嘴角淺淺的微笑。病人太太含著淚光，冷靜的坐在床旁，一手輕撫病患的臉頰，一手緊握著病患的手，不斷在他耳邊輕柔的說著：「親愛的，我在你身邊，親愛的，你可以安心的走了……親愛的……」

看完影片，大哥安心的點點頭。我告訴他：「大哥，你不必擔心，你要相信我，你會像睡著一樣，平安的離去！」

一旁的太太擁著蕭大哥，帶著淚光含笑的對我說：「謝謝你們來……」那音調和神情，永遠難忘。

PART 2

牽手

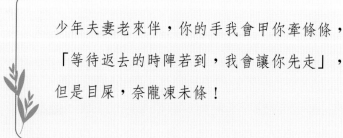

少年夫妻老來伴，你的手我會甲你牽條條，
「等待返去的時陣若到，我會讓你先走」，
但是目屎，奈隴凍未條！

7　練習死亡

「我是外籍配偶，我結婚二十六年了！」

「當初來到這裡，也是都沒有朋友，只認識先生一個。會來到臺灣，要怎麼說呢？一切都是緣分吧⋯⋯」病患太太說著說著，嘴角勉強的笑容漸漸消散。

病患是一位 58 歲的叔叔，罹患了食道癌，八個月前發現吞嚥困難而來醫院就診，很快便確診了。原本治療效果都不錯，只是因為氣管有氣切管，所以講話較不方便，治療的差不多也就出院了。但是 10 月份忽然覺得很不舒服，來醫院急診，與主治醫師討論之後，便決定轉來緩和醫療病房。

「那叔叔以前有常帶妳出去玩嗎？」醫師助理問著。

「沒有⋯⋯都沒有捏！呵呵～我們都在忙工作，努力工作，賺錢養小孩。」阿姨像是自嘲般的傻笑著，團隊同仁也以微笑應和，這一瞬間，笑聲勉強填滿了床旁。

叔叔在旁靜靜地看著老婆，視線朦朧中似乎悄悄憶起過往⋯⋯雖然是外籍配偶，但是緣分讓我們在一起。不同於別人，我們也跟別人一樣拍了婚紗照，回想當初承諾會好好待妳⋯⋯但是現實似乎是讓忙碌和柴米油鹽，充滿了生活。忘了當初那個承諾，忘了一輩子很短，應該要帶妳好好出去走走⋯⋯。

笑聲漸消⋯⋯阿姨緊接著說：「無論日子怎樣，這二十六年也是這樣過了呀。小孩也都大了、獨立了，不需要我們操心了，這樣就是

最好的了……」樂觀的阿姨令人心疼，叔叔臉上也閃過一抹淺笑，但心頭總好像有點酸楚在緩慢發酵。因爲喉嚨上的氣切管，叔叔說話發音都比較困難，但他用手比了個飛翔的動作，阿姨像是他的知己一般，自然脫口說：「他說～他不擔心會飛走啦！」

「喔～叔叔您不會害怕有那一天嗎？」叔叔輕輕地搖搖頭。阿姨接著說：「他們佛教說，你睡覺的時候要想像自己死了，那如果眞的來了，就不會那麼怕了！」原來病患一家都有相同的信仰，而練習死亡也是佛教徒平常的一門功課！叔叔這時臉上又輕現一抹微笑，夫妻的默契總是這麼自然契合，就像陽光剛好灑落在綠葉的露水上，那耀眼水珠剛好輝映綠葉的光采。

「那阿姨您是怎麼想的呢？」醫師助理試問。

「我喔……還是會擔心啊……也是會呀……是不是？畢竟都二十六年了嘛……也是會啊……」阿姨這回的聲調滿是不捨，雖然依然掛著微笑，但是眼角已滲出快要滿出來的情緒，話也說得越來越小聲，越來越小聲……這時候，大家都沒有接話，阿姨雖然說的淡然，但凝重的語氣讓人深怕一開口就壓碎了玻璃心。

「沒有關係，就當作叔叔先去探路吧！把一切都安頓好了，你們再過去相聚！」醫師助理接著說。叔叔大力的點點頭，露出大大的微笑。阿姨也深情專注地望著叔叔，逆光的臉龐裡似乎有種熟悉的溫柔。那一幕，見證著兩人永恆不滅的愛！只是愛會留下，但時間不會停止。兩日後，原本一早還可以起身說話的叔叔，就在當天夜裡撒手人寰。

是的，末期變化眞的很快很快，經常讓人措手不及。至少這過程是平靜的，就像一開始告訴叔叔：「我們會陪伴阿姨照顧您，直到您永遠睡著的那一天！」相信叔叔您已經勇敢無懼地飛向那個世界，帶著阿姨的愛，還有我們的祝福……。

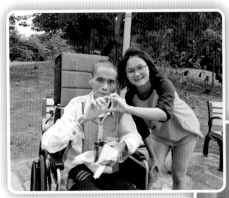

邱瑞斌的生命故事書

 黃醫師的真心話　**倒數計時**

　　年輕時擔任總醫師，有次病房照會的經歷讓我印象十分刻。

　　還記得那天晨會完，我就去別的單位看照會，走進病房時，床上躺著的是一個年輕的面孔，只是長期的住院似乎已讓他看起來歷盡風霜。仔細一看，病人眼睛半開半閉，嘴唇微張，儘管臉上罩著大大的氧氣面罩，他的呼吸隨身軀費力的起伏著，不難一眼看出，這是一個已經呼吸衰竭的病人。

　　我轉頭問一旁的媽媽：「阿正還認得人嗎？叫得醒嗎？」媽媽難過的搖搖頭。我用手指撐開他的眼睛，病人的眼睛往上吊，眼神

完全無法聚焦，眼裡還有些水狀的分泌物，看起來像含著淚水。「阿姨，他已經有鞏膜水腫的情形，這幾天的呼吸是不是不太規律，有時深沉，有時淺快，有時候甚至會暫停一陣子？」我急得向阿姨求證。「對，醫生你說對了！我現在擔心阿正好幾天都沒吃了，怎麼辦？」「阿姨，妳先別著急，請問阿正的尿量有變少嗎？」「最近有比較少，昨天好像還一兩百，今天到現在都還沒有……」

我的心頭一沉，病人的瀕死徵候都出現了，這位媽媽還隻身一人，似乎沒有心理準備。「阿姨，早上主治醫師來查房時，有沒有跟妳說什麼？」「沒啊，就跟平常一樣，來看一下就走了……」「妳先生呢？怎麼只有妳一個人在這裡？」「我先生早就不在了，阿正還有一個哥哥在南部當兵……」我握著阿姨的手說：「阿姨，妳聽我說，馬上通知哥哥回來，告訴長官弟弟病危，遲了就見不到了！」

那天早上，我很殘酷地向一位母親宣判她的小孩大限已到，看著她一邊流淚、一邊聯絡親人，那焦急的身影我實在難忘。無奈的是，經驗告訴我：「阿正這一兩天就要走了，再不趕快做準備，阿姨一定會措手不及。」如果阿姨在未知情的情況下外出辦事，錯過阿正離開的時刻，她一定會後悔不已，而對久居部隊的哥哥而言，趕回來見弟弟的最後一面，絕對比接到通知要回來參加告別式更有意義。

有些話不說，表面仁慈，實則殘酷；有些話該說，看似殘酷，其實仁慈。

8　沒伴的煩惱

「煩惱！沒伴了……沒老伴了……」
「作夥好幾十年啊，我毋甘放手……」

一位 80 歲的阿嬤，一想到自己的老伴將要提早自己一步上路，頓時老淚縱橫，悲慟不已……。

從急診匆匆入院，原來是吳阿公今日身體一直不明原因抖動，令家屬十分擔心。吳阿公，他 84 歲，半年前因為胃潰瘍送醫，意外發現雙側肺部病變，結果竟然是肺癌。阿嬤難過的說：「他以前不曾生病呢！頭一次檢查就這樣……」

阿嬤憶起阿公以前曾說：「阮頭家以早就厲害ㄟ捏！種田工作都就厲害ㄟ～放肥料、下農藥都是他在主意的，連買菜都是他，我都不會……我沒辦法一個人過！」

「頭ㄟ……咱作伙一輩子啊……你毋湯放阮孤單一個，好某？好某！」

「頭ㄟ……你免煩惱啦，現在來到這，有醫師來甲你照顧，讓你好起來，咱夫妻再作伙一起去做工作，好某？」阿嬤對阿公說的一席話，讓在場所有人心頭一酸，明知不可逆，卻誰都不忍將話說白了！相信阿嬤心裡也清楚，阿公的病況是不會好起來了。周遭來探視的人，無論原本是想安慰或是來鼓勵的，此時口中的話都硬生生的說不出口。

「阿爸，請你不要煩惱……阮會把厝顧好，也會把阿母照顧好！你放心，請你放心……」子女們在病床前紛紛道別與承諾，就怕錯過

了，就再也沒機會說了。阿公只是繼續昏睡，沒有特別反應。

「阿公～阿公～」

「旁邊是阿嬤捏，你ㄟ牽手在這捏，你甘知影？她現在把你的手牽著呀……」

「你甘知影牽你的手ㄟ是誰……？」

因為阿嬤平常行動不便，好不容易有機會來病房看看阿公，阿公大部分時間卻都在昏睡，住院醫師努力地叫著阿公，希望阿公還能有機會跟阿嬤互動，但阿嬤這一席話講得實在令人揪心！

過了約莫一分鐘，阿公忽然緩緩開口，顫動的嘴唇微弱的說出：「……阮查某人啦……」阿公忽然回過神來開口，讓大家又驚又喜，尤其是阿嬤，終於露出了笑容！「醫生你看，他還知道……」阿嬤像是孩子般炫耀的講著。哪怕只有一句話，阿公便又慢慢沉睡了，哪怕，只是一句……也好！「他還知道……他還知道我！」阿嬤此時在旁喃喃自語著。

阿嬤凝視著阿公好久好久後，才娓娓道出：「頭ㄟ……我很好捏！你恩免甲我煩惱，咱ㄟ子女攏在……賣甲我煩惱厚，知某？」「你這輩子有夠啊……你的責任都擔完了……」「恩免這麼累厚！接下來要放輕鬆……」要對最親的人說出這番話實在不容易，多少的不捨都要往心頭吞。「阿嬤，你嘛年紀大了，自己的身體嘛愛照顧好喔！」住院醫師溫暖的關心，讓阿嬤的臉上再度露出一絲笑容。

阿嬤臉上的表情放鬆不少，彷彿聽到阿公對她說：「我的牽ㄟ……我要去佛祖身邊啊……請你毋湯再哭，要照顧好自己。有一日，等你ㄟ功課嘛寫完，咱再來天上作夥！」

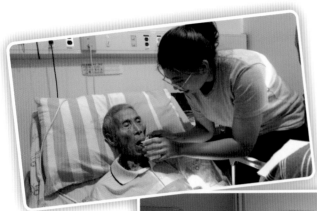

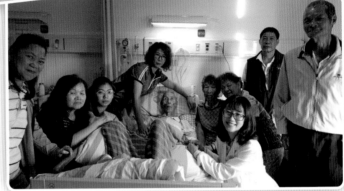

吳憶魯阿公生命故事書

黃醫師的真心話　做仙的準備

　　在安寧病房工作的人，就像是天國的助產士、接生婆。由於經常目睹準備搭上天堂快車的人，久而久之，他們出發前是什麼樣子，也就了然於心了。

　　像吳阿公這樣的昏睡狀態，可以說是常態。就像手機耗盡電力前，處在待機的模式，想想也十分合理。不論是壽終正寢時進入自然的四大分解，或是老僧圓寂前修煉到出神入定，人在大限來臨前

的逐漸斷食與沉睡，正是身體準備打烊，而靈體即將躍升的正常現象。

有時家屬會怪罪是藥物的副作用，拒絕接受病情不斷進展的事實。過去曾有一次在家人的強力要求下，我們暫停了嗎啡的常規注射，結果半夜裡病患真的從沉睡中醒來，卻是痛到哀嚎躁動；從此，家人不再執著於病患清醒的時間有多少，直呼讓病人不痛苦就好。

平時我們如果得到重感冒，本能的反應不是多吃，而是愛睡。休息似乎比飲食更能讓人減輕壓力、恢復元氣。如果感冒的反應是如此，那麼重病或癌末難道不會更累嗎？

尤其末期癌症常會發生「惡病質 (cachexia)」，這是導因於癌細胞釋放的某些細胞激素，結果會造成食慾減退、吞嚥困難和嚴重消瘦。不論照顧者再怎麼耐心餵食，甚至強行插入鼻胃管灌食，病人的體重和營養狀態也不會有起色，精神、體力也不會好轉，更重要的是生命也不會延長。

還記得堅叔提醒過我們：「吃得少是準備去做神仙，身體要乾淨。」我想，除了「吃得少」，還要「睡得飽」，就像蝴蝶結蛹時進行的生命轉化，等到大功告成之日就會破繭而出、羽化成仙了！

9　牽你的手

「你……你……錢要……要……」廖阿公含糊不清地說著。

「蛤？……你供啥？……」廖奶奶步履蹣跚地從陪病椅上起身，湊過去靠近廖阿公的臉，大聲的喊著。

「你……你……錢，要帶著，放在身邊……」

廖阿公，80多歲的老人，罹患了口腔癌第四期，左側臉頰長了一個腫大的瘤，臉已變形，像帶了顆手掌大的球在臉上，並有開放性傷口化膿，不再是以前那樣風流倜儻的臉龐，這顆腫瘤也連帶影響了說話功能，所以廖阿公不太說話，也不愛說話。他交代廖奶奶要把錢帶在身邊，這句話除了晚間混亂時說的「要回家」之外，是入院以來說過唯一一句最清楚的話。

「好啦，我災，我ㄟ啦……」廖奶奶含著淚說著。

「還有嗎？還有要跟我說的嗎？」另一方面，廖奶奶也急切的問著，因為自從生病以來，廖阿公對於生病過程，所有問題都是閉口不談。結果廖阿公望著廖奶奶……不語。在病房的角落，兩老就這樣直直相望，那瞬間彷彿時間流逝都與他們無關。此刻，在你們倆的眼中看到過往，看到從前，有美好、滄桑、打拼、感傷……像幻燈片般，有好多好多你們一起走過的人生。

終於，廖阿公流下眼淚，凝望著廖奶奶，那不捨的眼神……廖奶奶拿著紙巾，想擦拭廖阿公眼淚的手，再也忍不住顫抖，接著……眼淚潰堤而出，一直以來，強忍的情緒再也受不了了，悲傷心痛，從心中深處竄出。「我們是作夥六十年以上的老伴……那ㄟ災會這樣……」

廖奶奶低聲說過的這句話，一直印在我腦海，久久揮之不去⋯⋯。

隔日，「醫師助理小姐，這個侯你啦⋯⋯」廖奶奶含蓄地笑著，將兩張照片交到我手中。這兩張都是廖阿公帶著廖奶奶坐飛機出國玩的照片，對以前的人來說，有辦法出一趟國是多不容易呀。再加上，兩老都是辛苦農工，也要辛苦扶養四個子女，每一次存下來的積蓄，都是十分不容易。

「他齁⋯⋯卡早對我，有夠好乀好啦⋯⋯，還有喔，我跟你講⋯⋯」我在一旁靜聽著廖奶奶眉飛色舞地訴說照片裡的廖阿公以前對她的好，看著那藏不住笑意的嘴角，都要溢出蜜了！那斑駁不已的舊照，那回憶滿滿的笑容，那景象，堪比世上最美的圖畫。就這樣，靜靜地陪了廖奶奶一下午，陪妳感受妳的感受，回憶妳的回憶⋯⋯但沒想到，廖奶奶最後竟說：「這個相片送你！」受寵若驚的我趕緊說道：「安捏恩好啦（不好啦），我聽你講你們卡早的代誌，安捏我就很滿足了！真的恩免！這是你們珍貴的寶物，應該要收好！」廖奶奶又把照片推回給我，眼神堅定的讓我無法拒絕！同時，我也像了解了什麼⋯⋯我不再堅持，反過來把照片捧在手心，壓在心上說：「我會好好珍惜！」「奶奶，謝謝！」廖奶奶開心的瞇眼笑了笑，那笑容一樣無比美麗⋯⋯。

幾日後，廖阿公的狀況變差了，順著廖阿公的心願「回家」。臨終返家要注意的事情十分繁瑣，但是解決一道道的難關，讓老病人完成他最後的心願，對團隊的每一個人來說，這就是我們的職責所在。

從主治醫師、住院醫師、護理師、宗教師、社工，甚至志工，從醫療問題、返家後續照護問題、人力問題、家屬心理支持問題等，大家都十分有默契的介入幫忙，從不嫌麻煩。因為對廖阿公本人來說，也許這就是他辛苦一生最後的願望，所以不容怠慢，必須排除萬難，盡力完成。

廖阿公終於順利回到家，走完人生最後那一哩路。謝謝廖奶奶，還有跟我們一起回憶廖阿公故事的你！

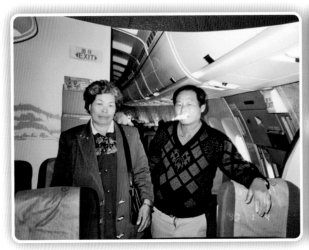
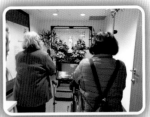
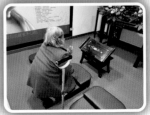

 ## 黃醫師的真心話　回家皇帝大

　　小時候的我個性內向，出門不久就想回家。有一次出門遊蕩時差點走丟，急得我一心一意只想衝回家。長大後入伍當兵，逢年過節時最想的還是回家。家是我們的起點，每天的出發點，也是很多人的避風港和人生的終點站。

　　安寧病房裡的病患可能有不同的心願，但「回家」這件事，可以說是最小、最卑微，卻也最重要的心願。當然能夠順利出院的，就會即早出院並安排後續的居家訪視，不過有些個案因病情或個人因素，只能選擇在醫院照顧到最後，此時原本想要「回家」的想法，就變成「臨終返家」的計畫。

　　「臨終返家」是團隊裡要列入交班的重要事項，最後也許會錯過，但卻不允許遺忘。為了讓「臨終返家」盡量圓滿，我們一定會問清楚，是要「留一口氣回家」或者是「形式上回家」？

所謂「留一口氣回家」，是指病人在彌留之際，瀕死症狀出現但一息尚存時，估算好時間與路程，讓家屬帶病人回家。通常病房會交附診斷書，以便病人在家死亡後，委請當地衛生所作行政相驗，或由地方診所開立死亡證明。順利的話，病人回家後幾個小時便會往生，但因這時候血壓通常偏低或不穩定，有人在返家路上就嚥下最後一口氣；相反的，也有人送回家多天後始終還在，使得在旁等候的家屬承受很大的身心壓力。至於「形式上回家」，其實是等病人在醫院死亡後，表面上戴著氧氣面罩，送回家後再請家人拿掉，算是形式上把病人帶回家了。

　　至於是否需要「留一口氣回家」，其實依病人意願或風俗民情而定，只是選擇「留一口氣回家」，需要有成熟的條件，包括能夠隨侍在旁的家人、懂得給藥等照護技巧的照顧者（有時需學習皮下注射藥物）、無障礙的居家環境（病人要搬上樓可能很困難），或是家中備有製氧機等醫療照護器材。而真正最困難的是「有照顧共識及心理準備的全家人」，有共識才不會在關鍵時刻造成家庭失和，有準備才不會自亂陣腳。

　　曾經有患者彌留返家時，附近的叔公嬸婆全都來看了，結果不明究理的長輩和遠親紛紛直呼：「怎麼看起來這麼嚴重？為什麼不趕快送醫院呢？」最後家屬因人言可畏，只好將病人送去急診。還有一次，居家護理師去到個案家時，發現一息尚存的病患渾身發燙，原來是家屬前一天就幫病人把數件壽衣層層穿上，包括鞋襪、手套、帽子和一把摺扇，結果病人體溫竟超過三十九度，最終恐怕併發熱衰竭！

　　「回家」本就是自然又美好的事，如果「平安回家」要靠機運和善緣，那麼「在家往生」需要更多的努力與準備。你，想家了嗎？

10 想要跟她去

「我想要安樂死……想要跟她去！」

這日來到病房關心患者，遠遠便看到床頭站了個白髮蒼蒼的老人家，一走近，老人家緩緩地轉頭跟我對上眼，我伸手跟阿公打了個招呼，用十二萬分的精神喊著：「阿公，你好！」阿公也親切的瞇起眼，跟我揮揮手。

我跟阿公自我介紹之後，看了一眼患者，病床上躺著的是另一個同樣白髮蒼蒼，臉上掛了條鼻胃管，而且意識不清的奶奶。奶奶緊閉雙眼，偶爾無意識的手輕揮一下，基本上對外界刺激是無法回應的。

我的眼光又回到阿公身上，看著 90 多歲的阿公，微微駝背站在病床旁，當我叫喚奶奶時，阿公也會在一旁幫腔，努力地喚著奶奶：「刊ㄟ～刊ㄟ～（牽手），你有聽到某？人家來甲你看喔，你要甲人叫喔，我嘛在這喔……」哪怕是一點點回應也好，多希望那個伴他七八十年的老伴，能夠再跟他說說話。

阿公一直在我旁邊站著，也不清楚在我來之前，阿公已經獨自站了多久，想到這裡，便拉阿公到一旁的陪病椅坐下，畢竟阿公 90 多歲了，深怕他撐不住。一坐下我們便聊了起來，阿公原是公務人員退休，奶奶是做生意賣衣服的。阿公說在他們那個年代，公務人員就是腳踏實地的書呆子，不像奶奶聰明，會做生意又有手腕。

「她卡厲害啦……麻賺卡有錢……」「沒像我，不會賺錢！」「家裡也都她在拿主意的！孩子也都是她在教的，她真的就好ㄟ……」阿公道盡奶奶的好，把這個家的所有功勞都歸在奶奶身上。阿公雖是看

著我，卻像是講給奶奶聽的：「沒有妳就沒現在的我……沒有這個家庭……沒阮這家夥……」

「我覺得後……很對不起……」阿公突然語出驚人，原來是他想起了過去……「我每天安穩的工作，店裡的生意跟教育小孩子這麼重要的事，全部都丟給我老伴，很多應該是我這個丈夫、我這個老爸該做的事，我也都沒做，所以覺得……真的很對不起她……」阿公輕顫雙唇幽幽地說。

雖然阿公覺得很對不起，但是奶奶已無法再回應了，看著阿公落寞的神情，我告訴阿公：「阿嬤知道了，聽得到的，你的心意她也都感受的到，只是現在無法回應你，不過阿嬤一定都知影，一定是！」阿公點點頭，但望向奶奶的眼神依然憂傷落寞。

「阿公，沒有來不及喔，至少你說了，阿嬤也聽到的，相信她跟了你七十幾年了，一定會理解你的。」

「喔……對啊，我們在一起七八十年了……」說到這，阿公露出一點笑意，但是依然難掩愁悵。

「我在想……看醫院那個安樂死，咱臺灣可不可以……」聽到這，我心頭一驚，但是仍然鎮定的問阿公：「喔～阿公，你嘛知影安樂死喔，啊你為什麼想要那個呢？」「因為，我怕她要去的路上孤單一個人，沒有人陪，啊我以後也孤單一個人，一個人活著沒有什麼意思啦……」「不如跟著去，黃泉路上還可以互相照顧，阮做伙那麼久了，啊捏分開沒意思啦……」

一開始聽見阿公這樣說難免震驚，但後續從家屬口中得知，原來阿公患有憂鬱症，有時候情緒不好會失控，但目前吃藥在控制，已經好轉非常多了。原來阿公的對不起、後悔、自責，不單單只有一個原因。奶奶從失智、臥床和併發腫瘤，中間經過了幾十年，阿公年紀大了，但為了照顧奶奶，和家人之間也經歷了不少痛苦的磨合過程。把屎把尿就不用說，面對失智失能的另一半，其中心酸有誰能知？即便子孫滿

堂，但現實生活壓力大，真正能夠出面照顧，出錢出力的又有幾個呢？在辛苦的照顧過程中，也曾發生幾次阿公失控罵奶奶，甚至差點動手的時候，好在事情都過去了。只是事情過得去，心裡卻不容易過去。

「阿公，我覺得，你很放不下捏！」

「喔……那是當然……」

「萬一那一天如果到了，阿嬤要跟佛祖去修行了，你嘛是要給她祝福喔！」

「……」

阿公沉默了一會，先給了我一個寓意深遠的嘆息，並接著說：「唉……若是真正時間到了啊，她要去嘛是要去，再怎麼擋也是擋不住……」「嘛是不可以一直想要把她留住，安捏她也走不開，對她，對我都不好……」阿公說的這話，神情依然憂鬱，滿是歲月痕跡的額頭底下是泛紅的淚眼。

也許，阿公正在心中掙扎著，學習該如何放手與祝福。這困難的一課，無論是修十年、二十年，甚至是七八十年，都一樣很難很難……。

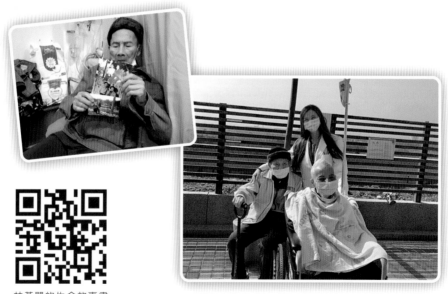

林黃單的生命故事書

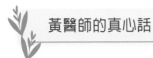

要死的安樂，不要安樂死

時不時會遇到像阿公一樣，在安寧病房裡尋求「安樂死」的病患或家屬。對安寧療護最常見的誤解之一，就是把「安寧病房」當成「安樂死」的地方。到底什麼是「安寧緩和醫療」，與「安樂死」和「安寧緩和醫療條例」又有何關係呢？以下我們就來談談這一堂學校沒教的「國民必修課」。

「安寧緩和醫療」（Hospice and Palliative Medicine）是近半世紀以來，先進國家針對重症或末期病人，發展出來的一種最理想的全人照顧模式，有時簡稱「緩和醫療」或「安寧」。在罹患末期疾病的任何階段，皆可採行「緩和醫療」，而「安寧」一詞，則特別強調在生命末期時的照顧。

「安寧緩和醫療」的核心思想是「自然死」，也就是民眾口中常說的「順其自然」。這是因為明瞭生命和醫療都有極限，所以接受疾病或老化的自然進程，故不會靠機械式的工具，強留軀體形式上的存在，卻讓病患受盡折磨，轉而用積極有效的方法，緩解人在自然凋零過程中的種種不適，使病患保有尊嚴和生活品質，追求最大可能的善終。

老實說，除非有人希望自己「不得好死」，這樣的理念和作法應該符合所有人的期待，所以我認為只有人「不了解」安寧緩和醫療，沒有人「不接受」安寧緩和醫療。

「安樂死」是指由醫療人員將致死的藥物施打或導入人體內，達到縮短病人生命，快速致人於死的目的。因為有極大的倫理爭議，除了荷蘭、比利時、盧森堡、加拿大和哥倫比亞外，包括英、美在內，大多數的國家都是禁止的。至於知名體育主播傅達仁先生幾年

前在國內大聲疾呼，並慷慨遠赴瑞士執行的「安樂死」，作法上是由醫療人員提供並解說致死藥物的用法後，交由病人本人自行服下，所以正確名稱是「醫師協助自殺」而非「安樂死」，因為「安樂死」在瑞士本身也是違法的！

最後，臺灣在千禧年通過的「安寧緩和醫療條例」，目的是讓民眾在生命末期時還能有選擇「不施行心肺復甦術（Do Not Resuscitation）」的權利，臨床上簡稱「DNR」，意謂授權給醫療人員不要對末期患者施予電擊、插管、壓胸等維生醫療，讓患者能自然死亡。故非安寧病房或緩和醫療所專用，簡單的說，就是臺灣版的「自然死」條例。至於為何取名為「安寧緩和醫療」條例，只能說是在推動立法之初，權宜之下的一個美麗錯誤了。

PART 3

溝通

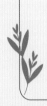

醫師與病人、團隊與家屬、病患與家人，
或是家屬彼此之間都可能有溝通障礙，
誤會不可怕，開啟對話之窗，
讓真心不要換絕情。

11　　子孫滿堂的幸福

「你們可不可以，不要再跟我阿爸聊到以前的事……家裡人啊……等等。」那天家屬來到護理站，十分保護阿公的態度，向負責阿公的住院醫師反應。住院醫師一臉疑惑，回想起昨日，與阿公的對話皆十分歡暢，到底是發生什麼事情了，怎麼會讓家屬這般反應？

木ㄟ阿公 85 歲高齡，個性很勤奮，一直到病重行動不便之前，都還活躍於農作。阿公的個性十分堅毅，是家中及鄰里間都十分敬重的人。多年前發現得到癌症後，期間多次轉移，每次也都堅強的開刀治療，不喊苦也不放棄。

高齡的阿公，即便身上罹患四種癌症，開了多次的刀，也從不向命運低頭。但是天不從人願，這次……恐怕再也控制不住了，面對這般堅毅又不認輸的阿公，要如何開口呢？

外科醫師：「阿公你齁，這沒救了！沒辦法醫了！」

家屬：「……沒……沒辦法醫啊！……這……這……麥安怎？（要怎麼辦）」

外科醫師：「麥安怎！你就等到他血流乾了，就可以走了（意指死亡）。」外科醫師回答的十分簡潔，而且直接。

阿公與家屬聽完，皆驚呆在原地，久久說不出話來，只見木ㄟ阿公的臉色漸漸沉重……。這樣的告知方式，這樣冰冷與毫不掩飾的說詞，對一直希望持續積極治療的阿公來說，是多麼無情的打擊！家屬

的心，又該有多痛？

這日身體已疼痛到不行，阿公說什麼也不想治療，不願再去醫院。阿公依然籠罩在那天外科醫師說的噩耗之中，始終走不出來。自那天後，無論任何方式，只要跟治療有關，阿公皆拒絕。「既然我都沒救了，還用這些幹嘛……」阿公的小兒子，模仿阿公的心情說道。決定來到安寧病房，也是家屬好說歹說，因為實在不想再看到阿公受苦了，無論身體或心理，再也不想！

「爸……我的女兒，你的孫女，你最疼的孫女啊～阿含啊～月底要結婚了喔，我們來去醫院治療好嗎？」不捨自己的爸爸自我放棄，溫柔的用盡方法鼓勵阿公的二女兒。木ㄟ阿公，沉寂了一陣，緩緩的說：「好啦……」「我不想要讓我的女兒，要忙她女兒，也要忙我這邊……（萬一我也離開了）」「安捏，我來去醫院好了……」

跟木ㄟ阿公接觸過程中，發現阿公其實很可愛，也很健談。但是之前的受傷真的太深了，在與家屬談過後，安寧病房主治醫師承諾，在往後與阿公的對話，我們會斟酌言詞，會好好跟他說，但也不會欺騙阿公，請家屬不要擔心，交給我們處理。其實一直以來，與癌症末期患者溝通，就該尊重及謹言，更要有「將心比心」的同理心。沒有訣竅！就是當自己家人般的照護！

有日阿公的血便症狀一直持續不斷，難以控制，讓木ㄟ阿公聯想起之前外科醫師說的話，「就讓它留血流到死……」阿公一直吵著要回家，什麼孫女結婚，他都不管了，也不要了！但是安寧團隊沒有放棄，費盡唇舌好不容易讓阿公心情漸緩，願意再給我們幾天的時間幫助他症狀緩解。

無奈老天爺再次給了難題考驗，就在那晚，鄰床的患者往生了，隔壁悲傷的情緒與離別的苦痛，又給予阿公一番重擊。這次木ㄟ阿公

說什麼也不願再待在醫院，跑到走廊告訴家人說：「如果你們不載我回去，我就要自己叫車回去！」

就這樣，阿公堅持不願回房，就在雙方僵持不下的時候，還好病房護理長出面協助，向其他科部借調一間病房，好說歹說地讓阿公在新病房中度過一晚。隔日一早，安寧病房主治醫師單獨與阿公聊聊，阿公說：「我知道我剩沒幾天了，我想要再留一些時間……」「再看看我的家，再享受一次子孫滿堂的幸福……」一個老阿公，沉重地說出他心裡的話。

經過安寧團隊臨時會議的一番評估後，雖然面對病患不穩定的腸道出血，住院處理有利於症狀控制，但阿公想必是再也不願意住院了，那就做好萬全準備，讓阿公回家去吧！

中午，阿公出院了，後續馬上安排居家照護。回家後，隔天剛好是週末，所有家屬無論是台北、高雄，都回鄉聚集在老家。阿公喝了點喜歡的西瓜汁，和子孫們一一敘舊。接下來幾天，木ㄟ阿公狀況不斷，安寧居家團隊在一週內往返奔波了多次，但阿公臉上表情滿是安心和滿足。

終於度過孫女結婚的週末，家屬的心很是複雜。兩天後，家屬來電，阿公狀況不好。沒有令人驚慌的大出血，只是血壓慢慢的掉了。凌晨一點，阿公在子女們的陪伴下，安詳離開了。

在照護阿公的過程中，阿公的態度始終帥氣又灑脫。木ㄟ阿公，回家真好，對嗎？您安心的走吧！

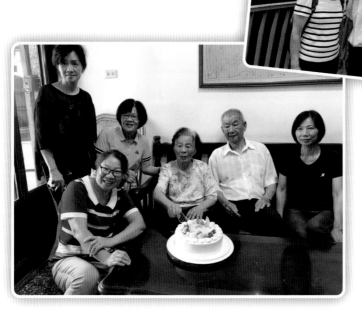

鍾松木阿公生命故事書

 黃醫師的真心話　**學醫先學說話**

　　「談癌色變」是人之常情，但老實說，「怎麼談」也可以看出醫師的功力。

　　因為家庭醫學科的訓練，讓我有幸幾乎走遍了每間病房。不同科部學習的重點不同，但幾乎每間病房裡都遇得到癌症病患。面對這些重症的患者和滿面愁容的家屬，身為醫學系學生的我，常常只能豎起耳朵好好觀摩學長姐的一言一行。

許多年後，我早就忘記那些高深的診療計畫，卻仍清楚地記得醫療人員對家屬說的一些話：「阿公的肺很髒！」「這是壞東西，已經吃到骨頭了，痛是當然的！」「肝的腫瘤很大，如果爆掉，就內出血了，可能會休克！」「腫瘤生在血管旁邊，隨時可能吃到血管，有可能會大吐血，或是血噴不止……！」

二十年來，我不曾在安寧病房看見患者哀嚎至死或是爆血而亡，不禁納悶臨床醫師為何總要描繪出那一幕幕可怕的場景，讓患者日不能食，夜不能寐，終日等著那可怕的一刻到來。我了解他們解釋病情的用心，但為了說明預後或避免醫療糾紛，難道不能有更高明的講法嗎？

「阿公的腫瘤長在肺部，有影響到骨頭，可能也會影響到旁邊的血管或神經。阿公要是覺得喘或痛，我們會盡力用藥物止痛止喘，讓阿公盡量不會不舒服，萬一有出血的現象也不用慌張，我們都有經驗會幫助阿公緊急處理……」相信我，病患聽得懂的，家屬也會感謝我們的努力，幫阿公把痛苦減到最低。

都說「先生賢（緣），主人福」，拜託每位行醫的大醫生，千萬別在患者的心頭上扎針！

12　失禮啦

「哈囉～」輕輕拉開病房幕簾。

　　午後，在安靜的健保三人房，與張叔叔第一次見面。客氣的叔叔，在口罩上方露出笑彎的雙眼，我不用看見整張臉，就能想像大叔的表情一定是超級暖笑。不清楚為什麼，叔叔給人的感覺，就像街坊鄰居當中會出現的親切大叔。

　　今天沒有急著說明來意，環顧四方，我記得護理紀錄上寫的是有太太陪伴，但是現場只有大叔一人，於是我問了問：「嗯……太太呢？」「喔……她回去洗澡、洗衣服，還有買東西啦！順便也回去喘口氣啦～」喔？用喘口氣來形容？不曉得叔叔是否願意分享他的故事給我聽。於是，我拉了一把椅子，就在叔叔的病床旁坐下。

　　「叔叔，你有空某？阮來開講好某？」

　　「呵呵呵～好啊。」叔叔笑呵呵地答應，又見溫暖笑容。

　　「你跟太太感情賣麥唭～都是她在甲你照顧嗎？」

　　「她喔……照顧我十二年了，從一開始知道有長這個東西就開始了，這麼久的時間都是她在陪我ㄟ捏。」

　　「啊不過……她最近嘛生病，她的肺部也長一個腫瘤！我嘛是究煩惱ㄟ，我跟她說喔～妳要等ㄟ，阮還有一個兒子還沒娶耶，妳要看他娶才可以！」

　　隔天，病人太太告訴我：「其實，我聽見我自己長這個，我也不會害怕捏！想說孩子都這麼大了，也沒什麼要煩惱的了！對啊……」

叔叔聽了，緩緩說道：「她喔，她都會哭……說我如果安捏（大叔食指彎了彎，暗指離去），她會沒伴啦！」太太此時低頭，露出淡淡的微笑，是苦笑吧？她只是淺笑就沒有再說什麼了。

有一回，叔叔回想起很久以前的事，他坦白告訴我們：「我以早有甲打（打太太）啦！」

「因為我要去賭博啊～她不給我去！甲我拉啦，我甲她推一下撞到頭，她的面就流血流滴……」

「連警察麻有來哦……」太太在旁接著說。

「後來，阮就去法院，警察說要關啦，要罰錢啦！」

「啊阮太太就說，安捏恩免恩免，咱來回去就好，說不要告我了啦！」

主治醫師聽了俏皮的說：「來來來～你來你來～向太太道歉！」

叔叔：「有啦～有說過啦！」

主治醫師接著說：「來，再說一次，我聽看看有誠心某？」

叔叔轉頭，對著太太輕語：「失禮啦！」

「沒關係啦！」太太也小聲地笑答，兩人依偎在一起。

雖然只是簡短幾個字，卻能感受到叔叔內心的歉意，太太的輕柔回應，感覺到兩人依舊感情濃密……。

幾日後的晚上，看護跑來護理站反應，病人會開始躁亂。原來張叔叔一下子會想拉衣服，吵著說想上廁所，去了洗手間也沒真的要上，回床上又睡不著，然後會一直吵鬧。但隔天一早，叔叔本人卻什麼也記不得了。醫師根據臨床判斷，這很可能是癌症末期的譫妄，隨著病情演進而引起的意識混亂。醫師跟叔叔討論之後，決定幫他添加鎮定的藥物，後來因為新冠病毒疫情的影響，病房規定只能留一位陪病人員。太太因為自身的肺部腫瘤需要開刀，所以沒辦法再像之前一樣留下來陪伴，於是兩人間只能靠電話聯繫了。或許因為團隊成員少了與病患太太面談的機會，再加上許多訊息往來也只能透過看護，沒想到

竟造成太太日後對我們的誤解！

　　記得那日是星期五早上，一大早病房便空無一人，原來叔叔家人很突然的要求出院，堅持轉院治療。到了當天晚上十點多，病患太太突然忿忿地打電話給我，我花了兩個小時了解，才發現一切都是溝通出了問題……。

　　原因是張叔叔在晚上常發生譫妄，總分不清人事時地物，一會兒想下床，一會兒又想上床，在癌症末期的病人來說，這是很常見的現象。即便有最親愛的家人在身旁，有時也會遭受無端的飆罵，讓盡心的照顧者滿腹委屈，如果在旁陪伴的不是熟悉的家人，那安撫效果又更差了。因為末期譫妄是病人不可自控的症狀，為了病人和照顧者的安全，醫療團隊會準備適當的藥物，必要時給予緩和鎮定，也可減輕家人的心理負擔。

　　那天晚上，叔叔又開始混亂了，這次醫療團隊決定用藥讓叔叔有時間好好休息，但因為藥物的關係，叔叔睡覺時間加長。隔日早上太太探病時，看見嗜睡的先生卻十分不滿，認為團隊單方面聽信看護的話，只為了照護方便，所以餵藥讓他睡覺，還來不及和我們溝通，便快速決定讓叔叔出院了。

　　這個誤會讓太太深深受傷說：「我知道他時間不長了……但我也不想讓他用這種方式到最後！如果可以，我還是希望能多一天是一天，能多陪我一天是一天……」帶著這樣悲憤的心情和先入為主的想法，認為團隊不夠盡心盡力，所以轉院去尋求更好的照護。

　　我們相當能理解家屬這種捨不得病人離開，又不願接受病情惡化的哀慟反應。所以當下我們尊重病家的想法與決定，也帶著祝福讓他們出院。好在，住院期間彼此培養的關係，太太即便出院後還是忍不住打電話來抱怨，我跟太太說：「謝謝妳願意告訴我，才讓我們有解釋的機會，失禮啦，謝謝！」這件事後來經過團隊成員努力解釋，主治醫師也親自致電，才讓病家釋懷。

癌症末期病人的變化本來就很無常，症狀的高低起伏有時只在轉瞬之間，家屬若是沒有陪在身旁，等到隔日、隔幾日或隔週再來看，病人的變化往往都讓家屬很難很難接受……。

　　我也常常引用病房主任黃醫師的金句：「把每一次探病，都當作是最後一次！每次探病完要離開前，都要在心中想想：「也許這是最後一次見面了！」所以有想說的話，想給的擁抱，不要遲疑，趕快做吧！

　　把握當下，珍惜！

 黃醫師的真心話　　**萬靈丹**

　　那一年，還是菜鳥住院醫師的我來到安寧病房，上午來了一位初次住院的癌症末期患者。

　　「阿伯，你為什麼來住？」我捧著厚厚的病歷，站在床頭俯視病人。

　　「醫生，我都吞不下，一吃就會吐……」

　　「阿伯，你食道癌當然吞不下，腫瘤若越來越大，你一吃就會吐，看起來不能開刀了，只能先放食道支架試試看，不過將來也有可能會再塞住……你想想看要不要做，再告訴我。」阿伯臉色鐵青，不發一語，別過頭去。

　　下午我聽說阿伯全家人都來了，阿伯吵著要出院，主治醫師親自到場安撫，結果阿伯嚷著說不要再讓我照顧，他想換住院醫師。我心想：「我做錯什麼了嗎？其實主治醫師對病情的看法跟我相同，

為什麼病人接受他，卻不喜歡我？」

原來這全是溝通的問題。阿伯與主治醫師原本就有良好的關係，而我卻是他陌生的照顧者。第一次見面，我既不清楚阿伯對病情的認知，也不了解他的個性和情緒，只顧著發表我對疾病的高論，卻澆熄患者所有的希望，難怪被他拒於千里之外。

不只是醫病溝通很重要，團隊溝通也是如此。每週例行的團隊會議，是我們共享資訊、交換意見的重要場合。但是我發現，團隊成員與同一位病人在不同的情境接觸後，有時各自回報的訊息也會見仁見智。例如：有人覺得家屬不能接受病情變化，有人卻認為家屬已經準備好了。要避免團隊討論時淪為雞同鴨講，最好的方法就是捨棄成見，自己去現場看看。

《神經外科黑色喜劇》一書曾經說：「聽護士小姐在電話報狀況一千次，不如自己去看病人一次！」很多問題的癥結都在當時的病況。安寧病房的特色就是「病況一日有三變、處方一日改三回、病人一天走三個、家屬一天問三遍」，這都是我們的生活日常。

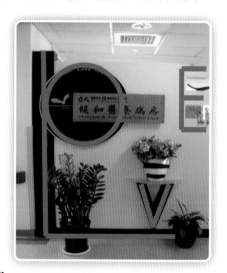

不管是醫病關係或是團隊合作，溝通無疑是解決問題的萬靈丹。記得台大雲林分院緩和醫療團隊剛成軍，安寧病房第一天開張時，我在工作人員的白板上寫下一行話：

"Love is power !"

現在我要再加一句話：

"Communication is always the key !"

▋臺大醫院雲林分院緩和醫療病房
Logo: L-O-V-E

13 　早去早好命

　　「在我們生命中，該去就要去，該留就會留，早去早好命！」姚伯伯一席話，重擊了在場每一個人的心，實實在在地幫我們上了堂生命課！

　　64 歲的姚伯伯，六年前健康檢查發現肝有一個小腫瘤，手術切除成功後，一直都沒什麼大問題，每天依然忙著農活。直到兩年前發燒送急診，才發現腫瘤又變大了。去年腫瘤轉移到肺臟後，姚伯伯再度接受手術及放射治療，一直到發現預後不好……姚伯伯與家人和醫師討論後，最後決定接受安寧緩和居家照護，直到最近幾週一直嚴重咳嗽，疼痛難耐，所以決定入住安寧病房接受照顧。

　　姚伯伯很活潑外向，又幽默風趣，臉上總是掛著笑容，講話也很幽默，護理師們都很喜歡到伯伯病房跟他鬥鬥嘴。姚伯伯的家人也個個健談好客，是典型的熱情雲林人！

　　住院頭幾日，照顧伯伯的居家護理師，特地撥空前來病房探視，只見家人請來一位看護陪伴在姚伯伯身邊，和姚伯伯的互動並不熱絡，平時常見的家人經常不在病房，姚伯伯住的單人房，一時顯得格外空曠冷清。這跟居家護理師印象中姚伯伯一家熱鬧的氛圍，大不相同！之前去到姚伯伯家總是鬧哄哄的，因為家裡人口眾多，大家也都活潑外向，對比今日病房中的情景，總是覺得不太對勁。

　　其實居家護理師會安排伯伯來住院，除了症狀加劇外，更重要的原因是：伯伯快速走下坡，恐怕離終點站不遠了！這樣的情況，除了要積極緩解病人的不適外，也要調整照顧策略，同時希望家屬能盡量

陪伴在病人身旁。那就事不宜遲，主治醫師約家屬隔日便來開家庭會議，讓彼此了解也溝通一下，接下來如何一起照顧姚伯伯，才是最好的方式！

這個會議約得有些倉促，但是兒子、女兒們都到了，主治醫師委婉地說著，希望家人能好好把握時間。但家屬們的心態可能是：早就被告知疾病末期，幾次入院都能平安回家，所以一次次的提醒，竟也成了習慣。

聊到照顧話題，原來兒女們各自忙著工作，雖然晚上回家會幫忙看顧老爸，但是平常時間都是老媽媽一個人在照顧。兩年了……長時間下來，真的是很累，所以大家希望趁這次住院，讓老媽休息一下，才會請看護。嗯……我們明白了，也許應該說得再清楚一點！

末期溝通真的是一門藝術，與家屬表達病患將要臨終時，語氣要溫和，態度要堅定，但絕不允許粗魯。

會後身為醫師助理的我，發覺家屬們的眼神有幾分徬徨，或許是聽懂了吧，又或許是不懂？太太趁著主治醫師離開，忍不住問：「啊……他……現在……？」「嗯？」想聽聽太太有什麼想問的，「沒啦～沒代誌～」欲言又止，也許太太是不知道如何問起吧！

「阿姨，你甘知影，醫師剛才的意思是，如果快的話……就是這兩天！」真的忍不住了……對不起……阿姨，我寧可說的直白，也不想讓你們留下遺憾！「蛤……你說的是真的嗎？這兩天？！」一旁的媳婦，震驚地說。「是！如果快的話……」我堅定但悲傷地說著。病人兒女驚訝地看著我，太太依然望著我，但眼神木然，像是聽了一句她無法理解也不願相信的話。

兒子忽然轉過頭，背對大家，像是在拭淚……我繼續說：「我也希望我們說的是錯的，但是寧可說錯，也不要讓你們錯過！」「我們總是要有最壞的打算，但作最好的準備！是吧？」語畢，兒女媳婦們皆點點頭，太太黯然坐在椅子上，低著頭，眼神空洞……。

隔日，一進伯伯房間，哇！原來這才是該有的樣子呀！房間通亮，歡笑聲不斷，夫妻鬥嘴，一股暖意湧上心頭……伯伯雖然有著很大的呼吸嘎嘎聲（瀕死症狀之一），但是戴著氧氣鼻管，依然跟大家聊了好多，聊得好開心！

　　「伯伯，聽說你今天特別開心，還交待好多事呢！是什麼事情呢？可以跟我分享嗎？」助理試問。

　　伯伯笑看了我一眼，似乎是知道我要問什麼。

　　「我就跟他們說啊……咱做人不可亂來，要做好一點！」

　　「家和萬事興！親戚不計較！」

　　「還有啊……我跟你們說……在我們人的生命之中，應該去就要去，應該留就會留，早去早好命！」

　　「不要像別人哭成這樣，不需要哭！早晚都要去！不要黑白亂想，恩免甲我煩惱！」伯伯這席話，說的勇敢堅定，也說出他的人生修煉與智慧，大家都認真聽著……學著……記著……阿姨也堅強的在旁默默陪著，低頭……點頭……陪伴著……。

　　「阿姨……你抱一下伯伯好不好？」助理開口引導。很多時候，大家知道要說愛，但就是怎麼樣都說不出口，尤其是那個最親愛的人頭腦依然清楚時……沒有關係，愛可以說也可以做，引導家屬用行動道愛，擁抱就是最直接的！

　　一開始阿姨也覺得彆扭，光是笑，也不好意思行動……「嘿啦～抱一下啦～」伯伯開口了，這一開口不只是逗得大家呵呵大笑，也讓阿姨立刻毫不猶豫地向前抱住了最愛的老伴！就這樣緊抱著……原本阿姨的笑聲也轉成了輕啜聲……那一刻好似永恆靜止了。

　　我彷彿聽到太太說：「謝謝你，我的老伴，謝謝你伴了我大半輩子！」這雙我牽了一輩子的手，這個我靠了一輩子的肩頭，一輩子好快，現在要還給老天爺了，真的，就恩甘ㄟ……。

　　「老伴，你先去那邊要過的好！我在這，也會好好的！」

「等待我功課若是完成啊，咱再來天上作夥遊山玩水……」

「請你……放心做你去……」

隔日……伯伯在家人陪伴下，與世長辭。走得那麼安詳……

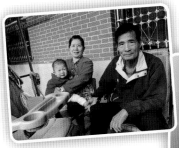

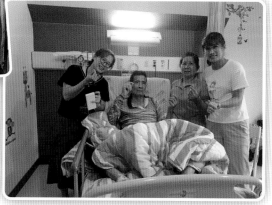

姚旺池生命故事書

 黃醫師的真心話　**最重要的一場會議**

　　幾乎每個人都有開會的經驗，大多數的人都不愛開會，但有一種會議，你最好排除萬難去參加，那就是醫院為家屬安排的「家庭會議」。

　　或許你會問：「我住院過那麼多次，也陪病過那麼多次，怎麼沒聽過要開家庭會議？」我該恭喜你，因為可能是病況並不緊急，或是院方沒有要事找你。那如果真的接到要去醫院開家庭會議的通知呢？心裡先別著急，因為這意謂著你已經遇到一個特別用心的醫療團隊，他們正準備坐下來和您好好溝通，一起來面對眼前的難題。

爲什麼我會說，這該值得慶幸呢？因爲召開家庭會議對醫療人員而言，通常得花不少精力，多數主治醫師並不習慣一次面對眾多家屬的壓力，萬一溝通不良也怕引起糾紛，更何況這麼耗時的工作，對個人績效並沒有什麼幫助，既然不是醫療常規也沒有健保規範，那何必要自找麻煩呢？

　　因此，一般都是家屬長時間在病房守候，盼望主治醫師經過或是回診時能夠問上幾句。那麼如果家族成員龐大，又不可能人人都來詢問病情時，該怎麼辦呢？這就只能由家屬代表來轉述，或靠看護來傳話了。結果可想而知，訊息的溝通一定很不流暢。所以有的病房角落或走廊上，時不時會看到成群的家屬圍在一起竊竊私語，有的言詞激動，有的雙眼含淚。

　　來到安寧病房後，我發覺這裡是特別貼心的單位。召開「家庭會議」是我們的例行公事，一般我會要求住院醫師在病人住院後的三天內舉行。盡可能邀請關心病人的家屬全體出席，日後有特別需要時，也會再次召集。會議時，我除了分析病況和提出問題外，也會請每位出席的人發問或表達意見，確保雙方的交流有共識。

　　「家庭會議」有扭轉戰局或提供戰術指導方針的作用，和姚伯伯的家人會談就是一個很好的例子。透過溝通，家人才會警覺姚伯伯已經進入關鍵時刻，而顧家又愛熱鬧的他，其實有不少話等著跟親人說，醫療團隊也才了解到原來不是家屬不想來陪伴，只是他們誤以爲來日方長。現在家屬完全明白醫療人員與家人間相輔相成的角色，此刻已輪到他們全體上場的重頭戲了……。

　　我明白這場會議可能需要您請一天的假，但我願意花至少一個小時，與您全家人坐下來懇談，只因爲這是攸關病人最重要的一次「家庭會議」。所有關心病人的家屬，我們會議上見！

14　有阿舅在

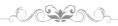

「救我！」是銘哥在急診室初遇醫師時，所寫下的兩個字。

44歲銘哥是口腔癌患者，經過幾次手術與化療，腫瘤還是不斷地復發生長。因為腫瘤不斷長大，逐漸壓迫到氣管，來本院前，銘哥便在醫師的建議下做了氣管切開術，在氣管上留下一個對外的氣切開口，確保氣道暢通也方便日後抽痰，只是再也無法說出話來了。如今因為繼續擴大的腫瘤，臉部也已經變形，甚至連抬頭都有困難，呈現一個看起來非常不舒服的永久低頭的樣子。

因為銘哥沒辦法說話，跟別人的溝通方式就是筆談。但因識字有限，還有腫瘤的進展，銘哥常忘記要如何寫字，所以我們與銘哥的溝通方式很多時候皆是無奈的猜測。

第一次見銘哥：「哈囉，大哥你好，今天還好嗎？」像一般訪視病人一樣，助理先是跟病患親切打招呼。銘哥立刻拿起桌邊的紙筆，想要寫些什麼給我，但是字跡彎彎曲曲，輕重潦草全部糊成一團，完全看不懂大哥想表達的。我依照當時的情境猜了幾次，都猜不著銘哥的意思。他突然不悅摔筆，也把本子丟到一旁，垂著頭不願再說了。

我想此時銘哥的心情一定很煩躁，先關心一下是否有疼痛困擾，再對銘哥說：「沒關係，我們慢慢來喔！」就這樣，每次查房訪視，醫師或助理都會留很多時間給銘哥，等待他努力寫些什麼。漸漸銘哥體力沒那麼好了，有時候還會想寫什麼字卻想到睡著。有一日，見習醫師一同來訪，銘哥突然用紙筆寫下「叫我銘哥！」那有什麼問題呢！

從此每日查房訪視，人人都這樣稱呼他。

就這樣一日日的陪伴，我們慢慢了解銘哥的心情，原來每次溝通不良時的情緒表現，是銘哥在生氣自己。雖然還是常常猜不到銘哥要表達的事情，但是銘哥跟我們的相處已經可以像是朋友般自然，銘哥也漸漸卸下心防，什麼事都願意跟我們分享。

隔幾日，舅舅來了。從小銘哥便是舅舅照顧長大的，所以舅舅對他來說猶如父親。銘哥自小便非常依賴舅舅，有什麼事都要找舅舅，包括生病後的任何決定都會問舅舅。聽舅舅說，只要幾日沒來病房，便會被銘哥抱怨都沒來看他。銘哥與舅舅其實相差才十來歲，舅舅對他亦兄亦父亦友，從互動不難看出，彼此關係很緊密。

銘哥還有一個新婚三年的外籍太太，一直待在臺北工作。這次住院經過了一週，還沒有看見她來訪，一問之下舅舅才說因為之前銘哥在臺北住院時，太太已經照顧很久了，由於工作不方便一直請假，所以銘哥回到雲林才託舅舅就近照顧。許多像銘哥這樣的頭頸部癌症患者，面對至親，不只是有苦難言，也是有苦不能言，這該是多麼痛苦的事啊！銘哥縱使無語問蒼天，也沒有人可以給他一個答案吧。

我告訴銘哥：「也許這是功課，每個人來到世上都有該完成的功課……」銘哥沒有回答，看著床邊的佛像不語。過了好久的時間，才對著我點點頭。這一刻我明白，身為安寧工作者，同理且陪伴病友該是多重要的一件事。

為了解決銘哥和外界溝通困難的處境，見習醫師幫大家帶來了一項法寶——「安心卡」。「安心卡」是專為溝通障礙的末期患者設計的一疊卡片，外形就像是普通的撲克牌，每張牌面上都印著不同的一段文字，涵蓋身心靈不同的面向，甚至還有後事的交待安排，讓患者選擇自己想說出的話。第一次拿出安心卡給銘哥時，銘哥開心地拍手，表示這個工具有效率多了！

銘哥選了幾張出來，例如：「我希望我離開時，外觀是乾淨的。」

「我希望我的家人陪在我身邊。」「我希望我離開時，家人不要難過。」當他選出「我希望我的家人陪在我身邊。」時，銘哥還特地用紙筆寫下「老婆」兩個字。

我們將安心卡的事分享給舅舅，舅舅二話不說便跟銘哥的太太聯繫，希望安排太太下來照顧。期間生活費與工作的損失，舅舅也很阿莎力地願意一同負擔。舅舅本身從事板模工作，家裡情況不算富裕，但是為了銘哥，舅舅說：「我知道他沒有多久了，就希望在最後還能為他再做點什麼……」

兩天後，太太真的來了，帶著一卡行李箱。是一個外表秀麗的外籍太太，非常有氣質，人也很溫柔。太太跟舅舅商量好，每週太太下雲林照顧四天，其餘三天舅舅會負責。一見太太，銘哥便拉著她的手，要太太坐下，怕她腳痠。雖然銘哥自己不能由口進食，卻一直擔心太太吃飯了沒。有太太在，銘哥安心多了，晚上也睡得安穩。

但幸福的日子沒有太久，銘哥又有新的狀況。原來有天夜裡銘哥夢到有人要來抓他，他用手勢表示他自己快死了，他很害怕！舅舅聞訊當天立刻趕來，一來便跟銘哥說：「他現在如果晚上來，你就揍他，你說是我舅舅說的！」「他如果敢來，你就從他嘴巴打下去，知道嗎？」「知不知道啦？舅舅在這！」舅舅的語氣雖然霸道，但摟著銘哥的手的動作卻非常溫柔，還不斷重複地安慰銘哥：「有阿舅在，不用怕！」

銘哥此時依然低著頭，但紅了眼眶，助理趁機提議讓銘哥抱抱舅舅，舅舅原本害羞不肯，但銘哥二話不說，從輪椅上緩緩站起來，打開顫抖的雙手，用擁抱代替一切。舅舅一邊抱銘哥一邊故意說：「你若害我晚上睡不著，你就知道了！」舅舅嘴角有藏不住的笑意，銘哥則靠在舅舅身上，伸手滑過一下臉頰，我彷彿看到夕陽餘暉映照在銘哥臉上喜悅的淚水……

遇見檳榔西施

　　頭頸部腫瘤的患者生命期相對較長，可能因為部位或症狀明顯，有些人發現得不算太晚。在經過手術或化療、放射治療後，存活五到十年以上的也不少見。遺憾的是，即使生命一時可以保住，美麗的五官或帥氣的臉龐從此不在。有的人甚至顏面會扭曲變形，就如辛苦的銘哥始終無法抬起頭來直視別人。銘哥最終還是走了，所幸腫瘤沒有大出血，也結束了他多年來「抬不起頭」的生活。

　　除了銘哥，阿雅（化名）也是一位我至今難忘的頭頸癌病友。阿雅本是遠近馳名的檳榔西施，因為工作的關係，她自己不時也會嚼食檳榔，結果年紀輕輕就被發現舌癌，歷經多次手術、化學藥物合併放射線治療後，一頭秀髮幾乎已經掉光。

　　我初次在病房遇見阿雅時，無法不去關注到的是她一直吐露在外的舌頭。原來因為手術和腫瘤壓迫的關係，她完全無法將舌頭收回口腔。是的，你沒有想錯，她的舌頭二十四小時都吐露在外，像在作滑稽的鬼臉，其實卻是萬般無奈。

　　不得不說阿雅真的很辛苦，因為她經常要用毛巾去擦拭滴出來的口水。看得出阿雅的母親也很心疼她，但實在愛莫能助。我發現阿雅儘管處境艱難，卻不會因此退縮或生氣。她仍然不時照鏡子看自己的傷口，當我探視時也會點頭或招手。可惜她無法正常講話，不然應該會有更多人陪她聊聊。

　　阿雅母親長期照顧她，已經成了她的最佳代言人，阿雅簡單的動作，媽媽就知道她想表達些什麼，於是我們三人常常一起邊比劃邊聊天。那天，阿雅媽媽告訴我：「阿雅其實很有藝術細胞，小時候班上的教室布置，都是導師交給她完成的！」「真的嗎？那太好了，等一下我就帶圖畫紙和色筆來給妳，請阿雅畫畫送給我們吧！」

第二天，我收到一份好感人的圖畫，是一位穿白袍的醫師，一旁寫著：「謝謝黃醫師，祝黃醫師永遠都很帥；永遠都是一個好醫師！」她還畫了幾幅可愛的圖畫，每一幅都色彩繽紛，令人驚艷。原來她的內心世界是這麼熱情、這麼多采多姿。

頭頸部腫瘤真的是有苦說不出，我常告許別人：「如果一定要得一種癌，千萬別選頭頸癌；如果怕得頭頸癌，一定要戒菸、戒檳榔、戒酒！」阿雅走後，每當我開車經過路邊的檳榔攤時，不時還會想起她。她是我第一位認識的檳榔西施，但願也是最後一位來安寧病房的檳榔西施。

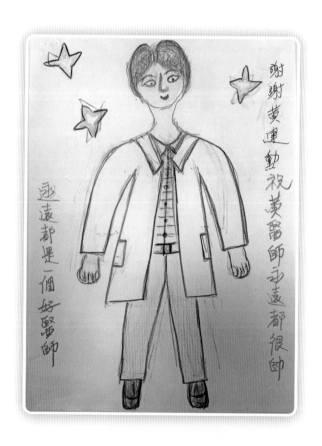

15　欠我一個蜜月旅行

「心肝頭燒燒，又想你想到天光啊……」
「房間內惦惦，又是兩個枕頭一件被……」

　　前些時日住在病房時，「唉喲……唉喲……」被病痛折磨得全身僵硬的老漢伯伯，時不時的發出痛苦呻吟，但只要伯伯一發出聲音，在病床旁守候的漢嬸就會焦急地向前詢問：「安怎？哪裡甘苦？」語氣焦急但溫柔。

　　「唉喲……唉喲……」老漢伯伯逕自的呻吟著，像是沒聽到一般。也許是苦了三年多了，那種痛，從會說，到說了也沒用，到不會說了；那個身體，從會走，到一動就是痛，到不能動了……是身痛，還是心痛？都有。

　　這種痛緩緩的、狠狠的，折磨著，沒有盡頭嗎？可以趕快到盡頭嗎？漢嬸輕握著老漢伯伯的手，是那樣溫暖又堅強，那麼……這種痛，可以不要那麼快到盡頭嗎？

　　「是這裡嗎？我幫你梭梭ㄟ（輕摸安撫），好嗎？」漢嬸一邊輕聲安慰，一邊溫柔的輕拍老漢伯伯的背。老漢伯伯鬆開緊縮的眉頭，不再呻吟，像小嬰兒那般，滿足的睡去。一個動作、一個眼神，就知道彼此需要什麼，這樣的深情，再大的病痛也無法掩蓋。

　　「怎麼可以這樣啦！」
　　「為什麼要來這裡？」
　　「他是妳的先生捏，妳放在這裡讓他等死？」

「哪ㄟ都沒給他吃東西？要餓死他喔……」

「夭壽喔……那ㄟ塞安捏啦……」

那日特意跑來安寧病房，厲聲斥責吶喊的是漢嬸的小姑。

原來決定來安寧病房後，小姑就一直極力反對，直說哪裡的醫院有什麼權威醫師，還可以幫忙想辦法；哪裡的朋友有什麼偏方，病全好了，如何如何……幾乎天天言語折磨著漢嬸，漢嬸索性將手機關機，不再回應。小姑終於忍不住，跑來病房哭鬧。

「三年啊……這麼多年過去啊……我是他某，難道我不想他好起來嗎……」

「我難道不是什麼辦法都試過了嘛！」

「每次住院，每次他難過，難道都不是我陪在他身邊照顧他嗎？」

「顧也是我在顧，錢也是我在花，每次你們說什麼，我還不是馬上去買！結果咧？甘有效？」

「是他自己說不要再做治療的！」

「是他說很痛很痛，不要再做的！」

「他在痛的時候，妳甘有看到……嘛同款是我在身邊……」

「妳甘有看到……妳甘有看到……」

「妳憑什麼說……憑什麼甲我罵……」在受到小姑的指責後，漢嬸終於崩潰的吶喊著，所有的委屈再也忍不住了……。

這兩個真心愛著漢伯的女人，在得知漢伯已經進入臨終階段的時候，誰都一樣，再也忍不住心裡的痛，除了不捨，還是不捨……把小姑跟漢嬸隔開後，我拉著小姑到一旁聊聊她眼中的阿兄。

「阿姨，我知道妳是擔心著阿兄（漢伯），那麼……妳可以把想法跟我說嗎？」

「喔～原來妳過兩天要去進香，幫阿兄甲母娘求啊！」

「這樣很棒喔，阿兄知道了會很開心的！母娘也會盡力讓阿兄順利的！」也許是把心裡的酸甜苦辣全部傾倒出來了，小姑的情緒漸

緩⋯⋯。

「其實⋯⋯阿姨，相信妳知道，咱人，這一天總是會到，只是早晚而已！」

「不是不救，是他（漢伯）的劫數若是到了，功課完成了，母娘就會來接他走！接去母娘的身軀邊修行！」

「咱要做的，就是盡力⋯⋯跟⋯⋯祝福。」

說到這，小姑的眼角滲出一些淚水。緩緩走近漢伯身邊，伸手握住昏睡著的漢伯的手。

「像大嫂（漢嬸）就做得很好喔，在他身邊照顧得就舒適ㄟ⋯⋯」

「我們很多醫護人員，都就歐樂（稱讚）ㄟ捏！」

「是啦⋯⋯」小姑用嘴型無聲地說著，並點點頭，也紅了鼻頭。

接著，便陪著小姑向他最親愛的阿兄，道愛、道謝、道歉和道別，並把時間留給兄妹倆。

病房外，漢嬸靠著牆，望著天，不發一語。我走近並一把握住漢嬸的手，拍拍肩說：「沒事了。」漢嬸將頭靠著我，我就這樣陪著她一會兒⋯⋯「漢嬸，妳別介意，妳們都是因為愛漢伯才會這樣！太難過都會說一些氣話，我想，她會理解妳的。」

漢嬸點點頭說：「其實，我嘛災，我只是⋯⋯」「只是⋯⋯」看著漢嬸欲言又止，原本就扶住漢嬸肩頭的我，又再用力緊抱了她一下，告訴她：「我災（知）！」就這樣，陪著漢嬸消化情緒⋯⋯讓她哭一哭。

「老漢ㄟ⋯⋯你還欠我一個蜜月旅行喔⋯⋯咱約好，下輩子再還我喔⋯⋯」

隔日，漢伯就這樣，帶著與太太的約定走了。我想，漢伯與漢嬸，下輩子會再見的吧！漢伯到時候要記得還給人家一個蜜月旅行喔！

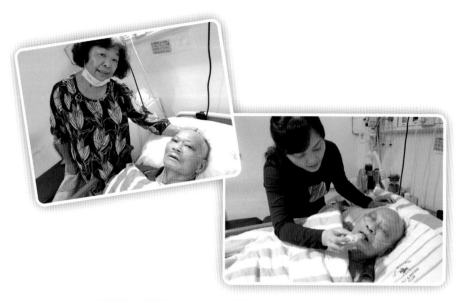

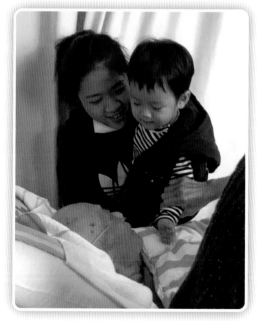

林漢輝的生命故事書

漢伯和漢嬸眞的是「年輕夫妻老來伴」的典型，兩人一起走過多少風霜，彼此心意相通，互相疼惜。漢伯備受病痛折磨，老婆不忍他再多受苦，同意他尋求緩和醫療，終於讓老伴在最後的幾天得到緩解，在睡夢中離世。

可惜漢伯的姊妹因爲不了解緩和醫療，曾對入住安寧病房產生質疑，認爲漢嬸不該放棄陪丈夫積極抗癌的機會，也責問爲何漢伯虛弱消瘦，其實一家人都是疼愛漢伯的。

原本只要做好以下這件事，這場誤會應該可以避免：假如時間可以重來，漢伯在自己意識清楚、表達能力也正常的時候，事先簽署「預立安寧緩和醫療暨維生醫療抉擇意願書」，表明自己若在生命末期時，願意選擇安寧緩和醫療，同時拒絕接受心肺復甦術，並將自己的決定主動告知全家人，那麼漢嬸就不必爲了這件事承受不必要的責難。

雖然說枕邊人在法律上的地位本就僅次於本人，但是別忘了在華人世界裡，太太還有個角色，就是人家的媳婦、大嫂或弟妹。在傳統社會裡，老婆在先生家往往是責任最多但地位不高的角色，即便現在大家庭式微，小家庭當道，這樣的現象還是隱約存在的。

奉勸各位眞正的「疼某大丈夫」，及早爲自己預立醫療決定，不要到最後關頭，讓自己的「阿某」爲你陷入天人交戰，或獨自承受你親族長輩的莫大壓力，也算是你爲「牽手」做的最後一件好事！

16　酸甜苦辣的愛

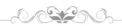

　　溫謙平和的病患，焦慮無助的妻子，一進病房，這是第一眼對這對夫妻的印象。

　　她不停地說，深怕說漏了什麼，延誤了醫師的判斷，充滿焦慮、緊張無助的眼神閃爍著淚光，這是妻子蘇太太。

　　他不會痛，不會不舒服，沒有想做的事，只是安靜的聽著，連後事也全都交代好了，就像在靜待終點那一刻來到，這是先生蘇大哥。

　　夫妻有一個共同點，就是面對死亡，對外一致說——「沒事！」要別人不要擔心，看似已經放得很開，但眼神卻透露著無助。骨子裡為別人著想的心，和不喜歡麻煩別人的個性，忘了其實你們的焦慮不安，可以向我們求助，跟我們聊聊。而且，我們都在，看著那樣的矛盾，著實讓人心疼⋯⋯。

　　今天是假日，來到病房看看他們夫妻。我拉著蘇太太示意：「可以跟我出去病房一下嗎？」告訴先生說：「太太借我一下唷～」蘇先生點點頭，閉上眼休息。找了個會議室坐下來，我說：「蘇太太，我們來聊聊吧！」「我⋯⋯」蘇太太一坐下，便猶豫了起來。「嗯？」帶著微笑，安靜的等著，我知道她一定有想分享的心事。

　　「好，我也不想隱瞞了，我——『恨』！」像是訴說著心中無盡的苦，眼淚已溢滿眼眶，用這麼強烈的字眼，我心裡驚訝著，但我一樣安靜的聽著，讓她繼續訴說。

　　「我對我先生跟婆婆，心裡有一個字，就是恨！」

　　「其實先生之前有結過婚，我是他的二婚妻子」這些事情，就連

病房和居家護理師之前做家庭史調查時，他們都選擇不說。我想，真的是十分信任才說的出口的，即便蘇太太說的很慢、很痛……。

蘇太太繼續說：「而且先生還沒跟前妻離婚，就跟我在一起了，當時我並不知情，是我先生欺騙我。」「婆婆覺得我是小三，一直很討厭我，但我不是這樣的！我一直以為他們離婚了……」「我這輩子都不會原諒他們！」蘇太太邊哭邊說……我依然微笑地拍拍蘇太太的肩膀，就這樣陪著她，哭一哭，講一講。

無論什麼苦，她還是堅持了下去。她再怎麼恨，一樣把這個家、兩個孩子，跟生病的蘇大哥照顧得很好。堅毅的傳統女性，謝謝妳的刀子嘴、豆腐心，蘇太太……您辛苦了！

他們有一對貼心乖巧的兒女，哥哥正在準備考大學，妹妹還在念高職。差不多皆是 18、19 歲的年紀，似乎該享受的是他們擁有的青春。無法想像的是，他們要面對最愛自己的爸爸即將離開自己的事實，家裡的大樹就要倒了！

是否午夜夢迴曾經說過：「……親愛的爸爸，您將要出遠門了，這趟旅途好遠好遠，好長好長……我都看不到盡頭……」「但我為什麼那句愛您的話，就是說不出口，我只想要像以前一樣吵吵鬧鬧，一樣偶爾任性的時候，還能鬧鬧脾氣，讓您來哄哄我，念念我，罵罵我也好！」

「可以幫幫我嗎？」某天早晨，蘇太太傳來無助的訊息。上週，在安寧團隊的悉心照料下，蘇大哥順利出院了，但隔不到一週，卻又控制不住全身的疼痛。蘇太太焦急地連夜把蘇大哥送進急診室，安寧團隊也立即接手做處置。「這次……恐怕是出不了院了……」蘇大哥在急診時，虛弱緩慢地說道。蘇大哥的兄長開車急忙趕來，載著堅持要來的 80 歲老母親。

「哪ㄟ塞先走，我想說你會好，你不能這樣……」蘇婆婆潰堤的眼淚再也忍不住了，趴在那病弱的兒子胸口上大哭。孝順的蘇大哥，

感受到母親悲傷，也跟著躁動焦慮了起來，「啊～啊～那ㄟ……」無助不安的叫著，想說什麼卻又說不出來。每次住院，蘇大哥總不喜歡母親來探望，因為他知道，母親會心痛……他不願看見母親難過，但面對病情卻又無能為力。

看見蘇大哥逐漸躁動，我連忙請蘇婆婆到一旁陪病椅坐下，抱著蘇婆婆並告訴她，「姨！我知道！妳就痛ㄟ……」

「這～」按著她的胸口說：「就痛，就痛ㄟ，對嗎？」

「我知道！因為阿寶ㄚ（蘇大哥的乳名），要先一步去好命啊！」

「你知道某，三年前醫師就有說阿寶ㄟ沒剩多久時間了！」

「不過！為什麼他還可以跟我們在一起三年多！」

「因為他捨不得，捨不得妳難過，他最怕妳難過！」說到這，蘇婆婆逐漸穩定下來，蘇婆婆不再激動，蘇大哥也安定下來了。

「妳看！阿寶，現在表情順順啊，代表他不會痛喔！這是好事，妳心裡要甲他祝福！」蘇婆婆點點頭。「姨，咱再為了阿寶勇敢一次！好某……」蘇婆婆拭去臉上的淚，靜靜的望向兒子，像是在思考著什麼……。

「阿寶要比妳先去好命喔，我災妳毋甘，妳可以打一下他的屁股！」蘇婆婆笑了，淺笑了一下，但是望著兒子的眼神，充滿不捨，臉上依然掛著自動流下的淚……蘇婆婆娓娓道來，說起了以前的故事，像是幻燈片回憶錄一般。

「我……很感謝我的媳婦，把阿寶跟小孩照顧得很好。」蘇婆婆忽然對著媳婦道謝，我抓緊機會鼓勵彼此，提醒彼此的好，蘇太太也拭著淚對著婆婆說，「媽，這都是我應該做的……」

蘇太太走到我身旁，我一左一右抱著她們，雖然中間隔著我，但透過我，相信此刻她們都能感受到彼此。蘇大哥的表情，又更放鬆了。是啊……人生有什麼過不去的坎呢？這一生最愛、最擔心的兩個女人，從原本關係的冰點，到互相關心道謝，這一課上得好深切啊！

哥哥載著剛下課的妹妹焦急地趕來，妹妹一到爸爸身邊，便啜泣不止……「爸爸……我長大了，會照顧自己……以後不會跟媽媽吵架了。」妹妹用她稚嫩的哭腔，訴說著她對爸爸的情感跟承諾。蘇大哥原本已經是不太能動，卻在這時，用力的回頭看了妹妹一眼，那眼神，有淚、有笑、有欣慰，還有不捨！

　　像是想多看看他那寶貝女兒，像是回想起剛出生時那麼漂亮的小天使，現在長這麼大了啊……。那一眼，像是訴說著：「寶貝啊……別擔心，以後不論妳做什麼，都要記得爸爸愛妳，永遠會在妳身後，給妳加油鼓勵！」妹妹伸手抱住爸爸，那一刻時光彷彿靜止，像小時候你抱著我那樣，換我抱著你！我不想放，永遠都不想，只是怎麼淚流不止……。

　　「爸……我會好好照顧自己，也會照顧媽媽。」蘇大哥的兒子，一字一句，說得緩慢沉穩，用屬於他們男人之間的約定，讓爸爸安心。原本虛弱幾乎不能言語的蘇大哥竟開口了，主動伸手握著寶貝兒子的手說：「好，交給你了。」屬於男人之間的托付，我最愛的家，接下來交給你照顧了！我彷彿聽到他說：「兒子，謝謝你！爸爸也愛你！」

　　儘管瀕死症狀都已經出現，他仍然伸手抱抱最愛的妻子，一直以來不擅言詞的他，努力對著太太說出：「我……愛……妳！」接下來的日子，即使我不在了，還要麻煩妳……照顧好我們的家，我們的孩子，以及最愛的妳。

　　在家人的陪伴下，隔日清晨，蘇大哥安詳離世了。

　　那是一個下著雨的清晨，那場雨下得響亮清冷。即便有著萬般不捨，總是到了離別的時刻。放下，真的是一門很難的功課。帶著蘇大哥教會我們的勇敢，努力向前走……。

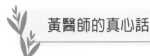

蘇大哥一家人就像所有家庭的縮影，一生的愛恨情仇就在這幾個人之間來回流淌著。

聽說「夫妻是緣，無緣不聚；兒女是債，無債不來。」現實生活裡，很少有王子與公主從此過著幸福快樂的生活。就算王子與公主是天作之合，也會蹦出一個比孫悟空還難搞的小孩，讓一家人生活從此不得安寧。似乎這就是人生，而人生就是來修行的！

我認識一位老伯，原本是人人稱羨的好命人，因為他栽培的兩位公子都成為優秀的醫師。老伯因慢性病長期服藥，一天夜裡起身如廁時，忽然暈倒在洗手間，老伴見狀緊急聯絡救護車送醫，並急電同住在台北的大兒子趕回來。老伯在送醫時失去生命徵象，所幸大兒子是心臟專科醫師，一路幫忙搶救到急診，才讓老伯在鬼門關前止步。雖然撿回一命，無奈從此陷入深度昏迷。

由於兩位兒子分別在臺灣一南一北的大醫院任職，少不了各自請教醫院裡的同仁。可能由於提供資訊的誤差，導致兩地神經外科醫師的見解也不相同。結果大兒子認為要進一步開刀，小兒子則主張緩和醫療，大哥對小弟說：「你認為你做夠了，我認為還不夠，我不能放棄！」夾在中間的姊妹和母親，於是左右兩難。

最終老伯還是沒能動手術，但因脫離不了呼吸器，只好一路從醫院的加護病房轉送到社區的呼吸照護中心。大兒子即便買來國外的試驗用藥，老伯也從來沒有醒來過，最後歷經百日的昏迷，終於撒手人寰。

兩個兒子當然都是為了爸爸好，只是彼此的照顧理念缺乏共識，又沒有主責醫療團隊的居中協調。老爸走後，兄弟雖不再為此

爭執，但各自心中也都留下無法痊癒的疤痕。

家家有本難念的經，上天給每個家庭的考驗皆不同，這樣的難題需不需要解？解不解的開？就看上天的安排了。而我知道的是，在緩和醫療的路途中，安寧團隊會一直陪伴與提醒，在家人走過最後這一段路時，至少有我們認真的一路同行。

PART 4

青春

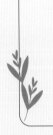

他們太年輕了，還來不及為青春上色，就要交出人生試卷，所有陪考的家屬都直呼不公，但人生真有公平嗎？

17　浪子的心願

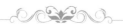

　　踏進病房的第一眼，一位年輕男性躺在病床上，他見醫護團隊進來查房，立即緩緩起身，他用肢體表達對醫師的尊敬，但眼神卻充滿著防備。這位是國任，29 歲，肺癌病人。

　　一位年輕人，這時候似乎是該在外面享受他最青春精華的歲月，或是在外打拼為理想築夢，哭著笑著，理所當然地體驗他的 29 歲。

　　如今他只能困在一間健保三人房，只有一張病床和陪病椅的小小空間，周圍是簡單素雅的顏色，襯著他蒼白沒有笑容的臉，一切似乎那麼無可奈何，老天好殘忍，硬生生地折斷了這位年輕人可以飛翔的翅膀……。

　　「國任你好，這是病房主任，黃醫師。」此時住院醫師發話，簡潔地向患者及家屬介紹醫護團隊主治醫師。「你，好……」 此時國任緩緩點頭，用氣音極小聲並帶點沙啞的回應，也許是沒有力氣，也許好久未開口了，也許覺得就是這樣吧……。

　　「醫師您好。」一旁見狀立刻起身，頻頻對醫師點頭，勉強的笑容、無助的眼神、豐腴的體態和凌亂的頭髮，這是國任媽媽，50 多歲婦人，本身也患有乳癌。她為了照顧兒子及維持生計疲於奔命，為母則強，為了孩子，再怎麼樣都不覺得苦。

　　「國任，現在覺得身體如何，有沒有哪裡不舒服？」黃醫師一如往常用溫柔關懷的語氣，第一次接觸、第一次問候，希望可以從患者身上得到更多資訊，無論是病痛或是心裡，有什麼是醫師能幫得上忙的，都願意幫忙。

國任動作緩慢，似乎是想了一下，用氣音回答：「沒……有。」眼神空洞的看著床邊，媽媽則在旁焦急地補充說：「醫師，有！國任他……」似乎是害怕漏掉任何訊息會影響兒子的治療，醫護團隊仔細聆聽著……國任望了一眼媽媽，眼神回到床邊，眉頭一絲絲糾結，像是在思考著、擔心著。

　　如果，一切是夢就好了，醒來就可以繼續飛翔。聽不清楚兩側隔壁床的家屬嘰嘰喳喳的話語。這一切應該是夢吧？是老天的懲罰還是考驗？能再給他一次機會嗎？

　　「國任，那你好好休息，有什麼問題隨時跟我們說。」黃主任向住院醫師交代醫囑後，向國任說著，但看得出國任並不想多說。第一次接觸先給予患者空間，慢慢建立信任，期許未來醫護團隊可以走進他的內心，可以幫助得更多。

　　國任輕點一下頭，結束了第一次與醫護團隊的接觸。醫護團隊離開後，國任緩緩地躺下，身體累了，也許心裡也累了，是不是累了好久了……「醫師謝謝、謝謝。」國任媽媽客氣的道謝，目送醫護團隊離開。

　　第二天在病床邊陪伴的家屬是國任哥哥，國安。國任一樣面無表情，不多話且防備心強，哥哥代替他表達，請醫師無論是病狀變化或是任何決定，都要直言告訴國任本人。另外有一個特別的訴求，國任已簽 DNR，但不想告訴媽媽，包括病情惡化都對媽媽保密，原因是怕媽媽擔心。問完病況，黃醫師直接坐在一旁的陪病椅，和國任、國安聊天，不說症狀，就只是聊天，像朋友一般，靦腆的兄弟表達的也不多，也許是還不熟悉。

　　翌日，國任媽媽看見醫師查房，立刻起身彈出病房，舉動唐突令人不解。一出病房即見媽媽一人站在門口，表情擔憂。

　　「我兒子不想讓我知道，叫我不要問，所以我不想問。」一個沉痛的媽媽，忍住滿眼悲傷，故作堅強地向醫護團隊解釋她的舉動。

「國任媽媽，妳不要擔心，我們會照顧好國任，做好症狀控制，不要讓他不舒服。」醫師拍拍媽媽的肩解釋著。

　　「好好好～謝謝、謝謝，謝謝你們……」國任媽媽，哭腔道謝。紅著憂鬱眼眶，心疼孩子的懂事，心疼孩子的疼痛，也心疼孩子的堅強。

　　國任家境不佳，爸媽為了一家老小忙著工作養家糊口，很少時間照顧兄弟倆，哥哥國安個性柔軟，常常被人欺負，都是較要強的國任出面保護哥哥。因此造就了國任堅毅的性格，國任認為他必須要扛起責任，代替父母照顧這個家。為了心中的家，為了衣食無憂的夢，這樣的不歸路國任會後悔嗎？獄中冷冰，即使曬了太陽，也沒有溫暖的感覺吧？那一年，國任犯了錯，入監服刑。

　　時間回到從前……

　　「咳、咳、咳咳咳……」駭人的咳嗽聲，強迫國任回到現實，用力忍著快被咳嗽力道震碎的肺。「Ｘ，怎麼這次感冒那麼久，都咳不好，Ｘ的。」無力又無奈的抱怨著。

　　「國任啊，等你出來之後……我們來去大醫院檢查一下，好某？」國任媽媽擔心著問。

　　「啊，她咧？伍登來某？（有回家嗎？）」國任現在只想知道論及婚嫁的女友現在的去向，因為自他入獄，她都沒有來探視過，國任一點都不在乎自己的身體！「沒有……」國任媽媽無奈地說，母子兩人陷入沉默……「咳、咳、咳咳咳……」國任又再度重重的咳嗽，愛子心切的母親怎麼能見兒子這樣。「國任，我來排時間帶你去大醫院檢查！」國任媽媽不再詢問，這次態度強勢許多，國任則不再多說。

　　「這是肺癌。」這句話，從醫師口中說出好像很輕，怎麼傳來國任耳中，像千萬斤重一般，好像忽然被大力重擊，無法回應……愣了好久，國任勉強擠出一句話：「醫師，可以……請問……現在情況怎麼樣嗎？」多麼卑微且不堪一擊的請求。

「請你家裡長輩來跟我說。」醫師簡單的一句話，讓國任覺得自己多麼可笑，一個已經快30歲的人了，難道連自己的病情都不能知道？心中莫名的委屈夾雜著怒火，分不清是生醫師的氣，或只是想把委屈出在醫師身上。身體沒有辦法給出任何反應，就這樣呆立著，腦中一片空白……。

緊接著開始腫瘤治療，不知隔了多久……日子一天一天過，腦海裡總有些片段回憶。撕肺咳嗽聲、醫院藥水味、口中藥丸感覺、治療儀器聲、人來人往，各種模糊的畫面，好像夢一樣，日子過得好不真實。

腫瘤治療終有極限，除了疼痛難耐，療效不佳也帶來一次又一次的挫折。有一天醫師問：「你們要不要嘗試新的免疫療法？但是不便宜，大概要自費一百萬……」一百萬是怎樣的一個數字？對一個弱勢家庭來說，就像是要選擇「生活」還是「生命」？當「生活」與「生命」不能並存時，這一切有多麼不堪？多麼諷刺？

「醫師、老天、誰……有誰，可以救救我們家，救救我兒子？」一個幾近崩潰的母親無聲的吶喊著。「阿姨，建議你們可以去安寧病房。」腫瘤個管師的一席話，像是汪洋中的孤島，在絕望中點亮一盞燈。懷著忐忑的心，他們來到安寧病房。這幾天終於覺得有種溫暖的感覺，像陽光一樣好像又回到心頭。

這天處理完一輪病人，黃醫師拉了個椅子坐在一旁問道：「國任，有沒有想要跟醫師聊聊的啊？」真心的問候，拉進了醫病之間的距離。是的，無論是病痛或是心裡，不在乎是否花去大半的時間，有什麼是醫師我能幫得上忙的，我都願意。

幾天的努力，國任漸漸打開心房，幫媽媽再過一次生日是國任最想做的事。隔日，病房全體動員來幫助他完成心願。國任媽媽收到兒子的祝福，歡喜的心情溢於言表，流著淚擁抱身旁的大寶貝，希望老天再給他一次機會！熱鬧聲中，阿任淡淡的擦了一下眼角的淚水，那一刻，兩顆彼此在乎的心，緊緊相擁。我們見證了這美好的一刻，並

用影像將母子情深完整地記錄下來。

　　時間的腳步沒有停歇，在某個夜晚，國任離開了，母親的心碎了一地！隨著光陰的流逝，似乎如何都有流不盡、止不住的痛。

　　幾個月後，就在農曆年前，帶著剪輯好的國任生前的影像，安寧團隊一群人走進國任家門，這是第一次沒有國任的農曆年，親愛的國任媽媽，讓我們陪陪您吧！國任媽媽淚溼雙頰，握著安寧團隊成員的手說道：「謝謝……謝謝你們，這影像會動，有聲音，就好像我的兒子還在一樣……。」

　　願年輕的靈魂無憾離去，讓年邁的心得到安慰，那一刻，我們體會到：「生命無常，愛是永恆！」

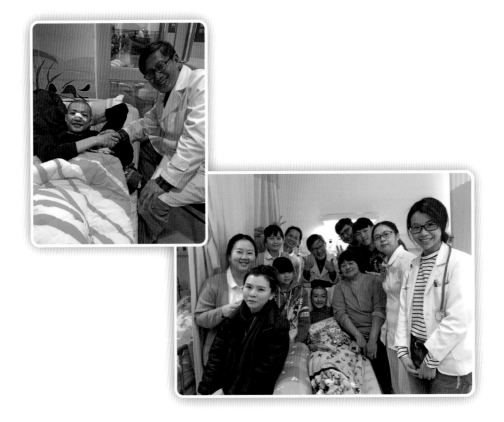

一條命值多少

　　我永遠記得國任媽媽提到那筆籌不到的「一百萬」時，表情有多辛酸！孩子是媽媽的心頭肉，再苦也不能苦到孩子，再窮也不能放棄孩子。問題是：「一百萬就能換回一條命嗎？」你如果聽過「金錢萬能」，也應該知道「金錢最沒用的就是買不回健康！」

　　免疫療法的成功率約在二到四成，換句話說，超過半數的人嘗試免疫療法很可能沒有明顯療效，雖然說一般副作用不大，但運氣不好的，也有可能發生難以預期的嚴重副作用，使病情更加惡化。

　　理論上免疫療法可用於治療任何癌症，但並非每位病人都適用。等專家累積更多的經驗和技術之後，免疫療法有可能成為明日之星。只是目前大部分免疫治療尚在研究階段，暫未被廣泛應用，真正適用對象仍很有限。

　　免疫療法價格高昂，動輒百萬，除了少數符合特定條件者可專案申請外，目前原則上沒有健保給付，所以大多數用在後線治療。但免疫治療的療效因病情而異，真到了晚期，免疫系統難以被激活，此時進行免疫治療也可能太遲了。不過許多抗癌遇到瓶頸的人常會把它視作救命索，或是另外的一線「生機」！

　　其實，抗癌宜從全體、全程、全家的觀點著手，除了傳統的手術、化療、放療和標靶治療外，多個研究已證實：當預期餘命只剩一年時，及早合併緩和醫療，可以減輕症狀、減低醫療花費，還能減少急診、住院或入加護病房的天數，同時有助於提升滿意度與生活品質，有的研究甚至發現緩和醫療可延長存活期。

　　另外，也可以考慮許多人採行的「輔助療法」，或是評估參加免費的臨床試驗。總之，不要被誇大的療效或特殊的案例所迷惑，價格必須合理可接受，千萬別「病急亂投醫」，或急著「賣身救父」，才不至於悔不當初！

18　媽媽，要記得吃飯

「醫師……如果我們好好聽話，乖乖接受緩和治療，那我的孩子還有機會再活著嗎？」已經是第幾天？媽媽獨自待在這個房間裡，想念書銘……。

自從書銘離開後，每一天媽媽都會哭紅了眼。好希望每一次張眼的瞬間，就可以看見寶貝書銘，但每一次媽媽的期待都撲空，每次撲空，都再揪心一次……媽媽吃不下飯，喝不下水，也停不住眼淚。

「老婆，我知道妳難過……但……還是要好好站起來，我也很擔心妳……」同樣失去孩子，也同樣難過的爸爸，故作堅強的說著。

「媽媽……我們都很擔心妳……」失去哥哥同樣難過的弟弟、妹妹，也擔心媽媽一蹶不振地把自己關在房裡。

在書銘與媽媽的最後一次話別裡，書銘插著鼻導管，已瘦成了個皮包骨的孩子，講話也很困難，但書銘孱弱努力地向媽媽說：「媽媽……妳要好好吃飯，好好照顧自己……」媽媽回答：「好……媽媽答應你……」書銘媽媽似乎想起了什麼……。

媽媽走出房間，進入廚房，像以往一樣準備午餐，媽媽決定要振作，想給家人一頓媽媽的味道。原諒媽媽這頓飯，雖然是媽媽味，卻有點苦、有點焦。廚房裡的媽媽紅著眼眶，但這次沒有流下眼淚……。

他就是一個調皮可愛的大男孩，就只是跟一般的孩子一樣。每天上學，下課跟同學嬉鬧，不愛寫作業，假日跟家人朋友出遊，拍照上傳到 FB 與大家分享生活，活潑、愛笑、帥氣，有熱情、有夢想、有青

春……。

鳳凰花開，畢業季又到，結束了大學生活，準備要邁入社會。來吧，世界！你真像人們說的那樣，有多麼光彩炫目呢？讓我來好好體驗吧！書銘的夢想是「要賺大錢，蓋一棟大房子給媽媽住！」帶著期待與夢想的書銘，就像一般的孩子那樣有無限可能。

哪裡會知道，那日……那是入伍不久後的一個午後，大家都還是菜鳥新兵，整齊的排著隊，戰戰兢兢地聽著班長訓話，午後的太陽像烈火，空氣中充斥著新兵們滿身的汗水味。忽然間……書銘肚子好痛，痛到站不住，直接跪倒在地上，大家都緊張地圍了過來。

跟軍中請了假，媽媽來載書銘，準備去醫院做大腸鏡檢查。書銘調皮的說：「媽媽，我軍中的朋友跟我說，我會不會這次回去就辦退訓了啊？」「怎麼可能！檢查完就要回去了啦！」媽媽不以為意，笑笑地回應著。

數日後，媽媽回門診等著看報告。一進診間，醫師打開影像，皺著眉凝視半晌，媽媽一看兒子的腸子上布滿大大小小的點，雖然沒有專業知識，但心頭立刻浮上不好的預感……醫師沉著臉告訴媽媽：「是大腸癌……末期！」

「什麼？大腸癌……末期……？！」媽媽沒辦法相信剛剛聽到的話。那一刻，感覺世界要崩潰了，眼淚同時奪眶而出，腦中一片空白，多希望是聽錯了……愣了好幾秒，身體完全沒辦法反應，只能任由眼淚像壞掉的水龍頭不斷地流……。

蔣醫師是好醫師，書銘很喜歡他。住院期間，他每天都會來看書銘兩次，無論再忙都會抽空來看看書銘，就像是個好爸爸一樣，書銘每次看到他都會笑。書銘也很認真地照著蔣醫師的計畫治療，從不缺席，也從不喊苦喊累。直到蔣醫師那天告訴他們，因為治療效果不好，所以他們可以選擇安寧。

那孩子，從發病到現在，只有跟媽媽哭過三次。

第一次，書銘說：「媽媽，我走了妳怎麼辦？」

第二次，他說：「媽媽，我走了妳不要太難過！」

第三次，書銘低頭說：「媽媽，我走了……妳會不會很擔心……」

說到這裡，媽媽已經泣不成聲！

「這兩天，我一直在糾結，這個孩子……這麼乖、這麼懂事，是不是來到安寧不再繼續治療，讓他失去了一個機會？」

「其實這是大家對安寧的錯誤認知，現在讓書銘來，才有機會讓他有更多的時間留在媽媽身邊，跟妳好好說說話……」安寧病房主治醫師說。

入住安寧病房的前幾日，大家發覺這個話不多的大男孩，其實是一個非常重情義的孩子。書銘一直有個心願，想再回去看看當初幫他治療的蔣醫師。到了約定當日，書銘可說是拚盡了全力，賣力的下床、上車，一路支撐著，就是為了想見蔣醫師一面，當面跟他道謝，可以說是拚了命去的。

此時書銘腹部腫瘤已多到用肉眼看都隱約可見，整個肚子腫脹到輕輕一摸就痛，何況是下床、上車，這是需要多次大動作的移動，光是這樣，就花了書銘一早上的時間。到了臺中醫院門口，書銘再也沒有力氣下車，想就此放棄，但蔣醫師一聽，趕緊從診間趕過來，見到蔣醫師的那一刻，書銘笑了，那久違的笑容，笑得多麼美……。

書銘圓夢了。

這幾日書銘的狀況又更差了，瀕死徵候已經一一浮現。主治醫師將媽媽拉到病房外說：「就這兩天了……」語畢，媽媽又再一次潰堤了，再怎麼樣都無法捨得最愛的孩子竟然真的要離開了，那可是媽媽的心

頭肉啊！醫師助理陪著媽媽哭了好一會兒，「書銘媽媽……書銘還在等妳喔！對不起……我們還是要為書銘……再勇敢一次，好嗎？」

　　媽媽聽完這番話，立刻擦掉臉上的眼淚，用力的點了點頭。走回書銘身旁，書銘輕輕地問媽媽：「醫師有說還有多久嗎……？」媽媽不敢騙他，知道書銘喜歡人家對他說實話，「醫師說這幾天……」書銘沒有哭也沒有怕，只是低著頭像是在沉思些什麼。「也不一定啊，醫師說的只是可能，也許醫師說的不準……」媽媽勉強擠了點笑容在臉上，那個笑容有多麼讓人難過。

　　那日晚上是書銘與媽媽最後的話別，一個不多話的青春男孩，實在是不容易對媽媽說出我愛妳這三個字。

　　在團隊不斷鼓勵下，書銘緩慢但清楚的說：「媽媽，愛妳……喔！」

　　媽媽：「我也愛你！」

　　書銘：「妳要……照顧自己，不要太累，飯要記得吃，不要都不吃飯。」

　　媽媽：「好～媽媽會聽你的話……。」

　　書銘：「不要常常都一直跑出去（我會擔心）。」

　　媽媽：「我不管去哪裡都會帶著你，我的手機裡有你，媽媽都會帶著你，讓你知道我在幹什麼，好不好？」

　　書銘：「好～」

　　書銘：「要多照顧自己，不要只會照顧別人。」

　　媽媽：「好～媽媽一定會聽你的話，一定會每天提醒自己。」

　　書銘：「妳要堅強勇敢，好不好？」

　　媽媽：「好～」

　　書銘：「媽媽，我愛妳！」

　　媽媽：「我也愛你……。」

　　親愛的寶貝書銘，老天爺將你送給媽媽二十幾年，真希望他能多給媽媽再久一點的時間。佛祖接你到那個美麗的地方，你要乖乖待在

那邊，等媽媽功課也寫完，就會過去跟你在一起……。

在離開前一日，爸爸與弟弟也來到書銘病床前。爸爸：「小時候爸爸對你嚴厲，是希望你好，其實爸爸是很愛你的。」爸爸：「媽媽我一定會好好照顧她，你不要擔心。」書銘點點頭。「爸爸謝謝你……媽媽就交給你了！」

書銘對弟弟說：「你要好好孝順爸爸媽媽，不要交到壞朋友。」

弟弟：「好！」

弟弟：「你在那邊要快樂！」

書銘點點頭。

在最後那一次話別，書銘與家人道愛、道歉、道謝，與道別。

離開的那天早上，書銘忽然伸手緊抱著媽媽，書銘從沒這樣抱著媽媽，把媽媽嚇了一大跳，緊接著問：「怎麼了？怎麼會忽然抱媽媽，抱這麼用力？」「我……」書銘在媽媽耳邊呢喃，但是媽媽當下沒仔細聽清楚，事後媽媽回想，原來書銘是說：「媽媽，我要走了……怎麼辦……」書銘說完，忽然手一鬆，躺回床上，雙手交叉放在胸前。媽媽覺得不對勁，趕緊按鈴請護理師進來。

書銘離開我們了……媽媽流淚抱著書銘，不停地說著：「書銘要跟著佛祖一起走，媽媽愛你，媽媽最愛你，媽媽真的很愛你……」

「書銘媽媽，我們要送書銘回家了……」

「媽媽要祝福書銘，他要去佛祖那邊，蓋一個漂亮的房子，等媽媽來住喔……。」

醫師助理與一直以來都十分關心書銘的志工鍾大哥，一直在旁協助，直到送書銘媽媽與書銘上車回家。那一刻……我們都哭了！最後詢問書銘媽媽：「可以給您一個擁抱嗎？」書銘媽媽抱著我們眼淚不停流下……。

「書銘媽媽，書銘真的很棒！剛剛給你一個擁抱，就是希望妳永遠記住這種感覺！以後如果想書銘，就抱抱家人，或抱抱我們，就像

書銘在抱妳一樣！這是書銘託付給妳的溫度喔，要記得！」書銘媽媽點點頭，嘴角淺淺一笑，便匆匆上救護車了。

　　救護車一走，我們一起向車子九十度鞠躬，直到車子遠去。我們一直在門口，目送到看不見救護車為止。誰也沒說話，口罩卻早已浸滿淚水……。

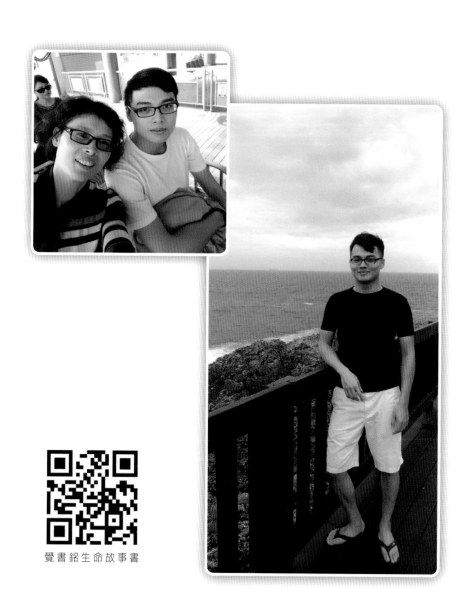

覺書銘生命故事書

黃醫師的真心話　善終是最好的哀傷輔導

　　許多家屬都體驗過正常的哀傷反應。首先是親人往生後的前兩週，會經歷否認死亡事實的「休克期」，經常哭泣、嘆息，情感也變得麻痺。大約一個月後，不再否認親人的死亡，轉而進入「混亂期」，此時心理上會悲傷、鬱悶，生理上可能全身酸痛或疲憊，容易失眠，經常想念故人，內心生氣或充滿愧疚感，與人互動減少，活動量和興趣都明顯下降。大約半年後，終於來到「解決期」，開始可以想起過去快樂的時光，也重獲活動的興趣，可以再和他人建立新的關係。

　　每次去探視書銘時，面對書銘媽媽焦慮不安和充滿哀愁的眼神，我雖然了解那種即將失去貼心兒子的痛，但我沒有資格說：「我懂。」因為這種撕心裂肺的痛，不是親身經歷的人難以體會；我更不能勸她說：「請別難過。」因為孩子的每一分苦難，作為母親的總會加倍承受。

　　忽然我想到了 Dora 母親，她在 15 歲的 Dora 離世後，因為 Dora 的一句話：「媽咪！妳要繼續用愛改變世界。」Dora 母親從此走遍臺灣的大小醫院，分享 Dora 的故事。一年前她曾經到我們的病房贈書，娓娓道出 Dora 歷經 11 次手術、33 次化療、5 次復發的生命奇蹟。我想最懂書銘媽媽的人非她莫屬了。

　　於是我將身邊的這本書——《93 奇蹟，Dora 給我們的生命禮物》轉贈給書銘媽媽。沒幾天她就告訴我：「黃醫師謝謝你，你送的書我讀完了，我相當感動，應該早點看的，這本書對我幫助很大，現在我知道該怎麼做了……。」

　　接下來的日子裡，我發覺她更常握著書銘的手，分享自己的心情，也會把握每個機會，告訴書銘心裡的話。可能母子連心吧，書

銘也變得更會向媽媽說出心中的不捨與害怕，擔心自己時間不多了，心疼媽媽太累，希望媽媽也要照顧好自己……。

書銘太年輕了，他走後，我們將書銘媽媽一直列在哀傷的高危險群。有一天，她專程來到我的診間看我，紅著眼睛不斷稱謝。我替書銘用力抱了抱她，直到她又擦乾了眼淚。我明白痛是必然的，「擁抱是無聲的遺族關懷，而善終才是最好的哀傷輔導。」

19　佛祖的工程師

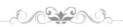

在二十年安寧療護的工作中，有幾位病友讓人印象十分深刻，錦珠就是其中之一。她可以算是我遇過的患者當中，最有氣質的一位……。

錦珠是竹山人，媽媽說她從小就很乖，是來報恩的孩子。因為父親過世的早，生為長女的錦珠，一直是媽媽的好幫手，也像是弟弟妹妹的「小媽」。她大學畢業後，就順利考過了關務特考，隔年高考通過，繼續留在行政院關務署，負責資訊系統的工作；由於表現優異，屢次獲得長官的獎勵和同事的肯定。

可惜，才 28 歲的青春年華，就不幸發現乳癌。手術後才平安度過五年，沒想到就發生遠處的骨轉移。此後，錦珠接受了局部放射治療、荷爾蒙療法以及口服化療，可惜腫瘤還是侵犯到肝臟，她只好接受更強的化學治療。此後三年，就在「換藥－穩定－惡化」的循環中度過。

在化療期間，她曾出現過白血球過低、帶狀皰疹、口腔潰瘍等副作用，更讓人心疼的是，有時醫師的態度讓遠道而來的她和母親心裡受創，但這些她都一一挺過了。2014 年年底，病情再度惡化，錦珠決定離開北部，回到竹山老家，在虎尾腫瘤科病房接受化療。但在兩個循環的化療之後，她開始出現嚴重的口腔潰瘍而無法進食，和醫師討論後她決定中止化療，轉而改採緩和醫療。

入住安寧病房的第一天，錦珠有嚴重的口腔潰瘍、食慾不振、噁心和嘔吐。儘管這應該是她最不舒服的時候，我去查房時，錦珠溫和

有禮的態度和輕柔的微笑，讓人有種「她不太像病人」的錯覺！她的語氣中沒有抱怨、否認、憤怒或懷疑，那種平靜優雅的神韻讓我心中不禁感歎：「真是一個氣質不凡的女性！」

錦珠媽媽多年來一路陪伴，兩人間早就有種無話不談，甚至不說話也知道彼此在想什麼的默契。再加上錦珠的好脾氣，很快地母女兩人便能和團隊同仁親如家人。錦珠告訴我：「雖然生命要提早交卷，但我會把最後的功課做好！」聊起媽媽時，可以感受到她心中最牽掛的還是媽媽：「我最心疼媽媽，不該讓她白髮人送黑髮人！」媽媽知道她的心意，反過來安慰她：「妳要去佛祖那裡當電腦工程師，這個世界太辛苦了，妳要順利地去替佛祖工作！」兩人笑中帶淚的對話，經常令旁人動容⋯⋯。

雖然錦珠飽受病情起伏的煎熬，心中卻充滿對眾人的感激。

「妹妹和我最親。謝謝妹妹在臺北時的照顧，還有包容我生活上的拘泥小節。」

「謝謝弟弟和弟媳在上班、帶小孩之餘還來照顧我。弟媳其實可以不用這樣的，我非常感謝她。」

「謝謝我的同事和長官們，他們已經盡其所能地幫助了我。」

別說是病人，一般人都少有錦珠這樣的正能量。於是我請錦珠幫個忙，每當我們年輕的醫學生或住院醫師來看她時，盡其可能地告訴他們病人的想法和需求，讓他們更能夠將心比心，更能幫助到每位病人。「妳的一席話，可能會改變了這些醫生哦！」我認真的說。錦珠微笑的點點頭。

錦珠出院後，改採安寧居家的照顧。由於她的好人緣，我一提起要去錦珠家，連宗教師和放假的護理師都自願同行。

居家訪視那天，錦珠和媽媽一早就在家等我們，到訪時大家有如久別重逢的家人，氣氛融洽又溫馨。我事先買了一張超大的卡片，團隊同仁和醫學生們都熱情留言。我代表大家轉贈了這張問候卡，卡片

上頭寫著大大的八個字「生命勇者，人間菩薩」，我告訴錦珠：「這是妳給我最深的感受！」

我告訴錦珠：「我們的醫學生再三感謝妳為他們上了美好的一課，妳就像他們的老師！」「啊，老師！」錦珠露出靦腆的笑容。我朗讀了卡片裡的一段話給她聽：「以後妳不論是待在國內，或是出國遠行（隱喻身赴天國），妳永遠有我們最深的愛與祝福！」錦珠點頭合十，眼角泛著感恩的淚光。

我問錦珠：「你在家住樓上，上下樓會不方便嗎？」「我會慢慢走，累了就休息一下……」錦珠笑著回答。接下來錦珠帶領著我們去看看她的房間，我怕她跌倒，緊跟在她後頭，目睹到她一步一步「爬」樓梯的身影，好在一旁的姪女雅雅像位小天使扶持著她，錦珠氣喘吁吁時，雅雅就用她的小手，貼心的給姑姑拍拍背。

雖然竹山離我們醫院有點遠，在家可能也有上下樓不方便的問題，但「家」永遠是病人最好的避風港。錦珠就這樣待在熟悉的老家，需要時才出現在我的門診。

這一天，錦珠和媽媽又來到我的門診。一如往常，見到她時，她已在外頭乖乖的等了一兩個鐘頭。媽媽原本怕她身體不能久候，想進診間拜託我提早幫她看診，每次都是錦珠阻止媽媽這麼做。她告訴媽媽：「別人也可能有不舒服，我們就耐心等候吧！」這就是凡事總替別人想的錦珠。

這回錦珠看起來比上一次又瘦弱了些，比較容易喘也容易累，問了問她的近況，果然食慾和體力都差了不少，但是她依然帶著微笑，很有禮貌地和我問答。她雖然沒有說，我不難想像從竹山家坐車來看診，對她而言真是件不容易的事。

錦珠看完了診，起身準備離開，她通常都不敢久留，怕占用了其他患者太多時間。我看著她的背影，突然間有種深深的憐惜和不捨，心中有股衝動想請她留步，想給她一個大大的擁抱，又怕不好意思，

就在我遲疑時，錦珠走到了門口，轉身對我說再見，看著她後退離去的身影，我告訴自己：「下回一定要好好抱她一下！」只是沒想到，這是錦珠最後一次出現在我的診間……。

我常提醒家屬：「想說、想做的事不要遲疑，馬上做，以免留下遺憾！」沒想到，這句話就應驗在我身上。我很想抱抱錦珠，告訴她：「辛苦了，妳真的很棒！妳是模範病人、模範女兒、模範家人。謝謝妳對我的信任，很榮幸有機會認識妳！」

每當想起錦珠時，卡片上八個大字就浮現在我腦海。我仰望天空，告訴佛祖：「我把一位生命勇者、人間菩薩送還給你了，請幫我們好好照顧她吧！」

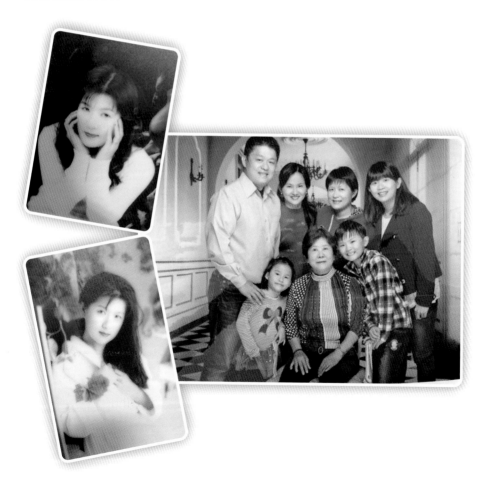

黃醫師的真心話　媽，別再爲我哭泣

　　一直以來，身爲大女兒的錦珠，在父親走後，一直像個小媽一樣照顧全家老小，也分擔母親許多心力。要怪錦珠太貼心或是太優秀了嗎？錦珠走後，媽媽不只少了一塊心頭肉，也頓時失去了左膀右臂。媽媽少了生活重心，又思女情切，幾乎天天流淚。而錦珠在關稅總局的好人緣，還有爲資訊系統留下的重大貢獻，也讓臺北的長官和同事們數度專程包車南下，慰問錦珠的家人，這也讓媽媽更不捨、更心酸了！

　　一年過去了，傷心的媽媽眼睛變得越來越不好，還併發顏面神經失調。一天夜裡，錦珠突然出現在媽媽面前，領著媽媽來到一處絕美的仙境，錦珠媽媽回憶道：「那裡比我去過的九寨溝漂亮太多了！」當時媽媽一邊讚嘆，一邊對錦珠說：「能住在這裡眞是太好了！」錦珠回答媽媽：「裡面還更漂亮呢！」就在媽媽想進去看看時，她從床上醒了過來，時間是凌晨四點多。

　　我告訴阿姨：「因爲妳時間還沒到，所以不能進去看啦！」阿姨含著淚，笑著說：「我想也是。大概她已經修成正果，才能住在那麼好的地方。她可能是怕我操心，讓我看看她現在過得很好……。」

　　現在，錦珠的弟弟又帶著媽媽，恢復每週的溪頭健行。踏在錦珠昔日穿行的林道裡，相信錦珠媽媽每次仰望天空時，都能感受到錦珠的微笑和守候。

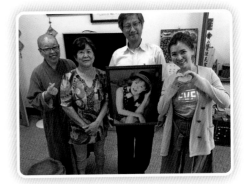

20　憶阿德──母親手稿

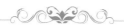

　　連續下著好幾天的雨，天空灰濛濛的，就像我的心情灰灰暗暗的。這樣的天氣，讓我覺得有點厭煩，心裡的沮喪、難過、悲傷，莫名的情緒全都一湧而上，不知何時開始的，害怕而且不喜歡這樣灰暗的天氣。

　　那年，阿德9歲，當檢查結果出來，醫師告知我們，他有腦瘤，我無助的哭著，而他年紀還小，卻不知道命運將會從此改變。小時候的他，乖巧又懂事、脾氣又好，是親戚朋友眼中很可愛的好孩子。

　　就此，進出醫院是他最常遇到的事。記得他做放射治療時，我們就寄宿在北部的親戚家，只有週六才回去中部的家，而那時阿德的弟弟還小，只有3歲，竟然不認識我這個媽媽，想起來真是既好笑又傷感。

　　阿德多次的開刀手術，而醫院多次發出「病危」的通知，再堅強的我，幾乎都快崩潰了，還好有佛菩薩的保佑，讓阿德都能平安健康的回到我身邊。

　　九二一那年，又是急診上去，這次住院了一個多月，家鄉地震災情嚴重，得知大妹在九二一時往生，我是強忍悲痛，只能走到外面走廊悄悄地掉眼淚。在阿德面前，我是堅強的媽媽，不想讓他看見我的悲傷，因為他太貼心了，怕他也會難過。

　　27歲之前的他，是個愛畫畫的孩子，在家裡隨處可取的物品，在他的眼裡，全都是畫畫的好題材。他自己把物品擺設、組合，然後就開始構圖，雖然沒有去畫室學習，但他每一張圖的構圖，顏色都很鮮豔，所以家裡的掛鐘、爸爸的泡茶桌、茶具、茶壺、電視櫃、花器、

鋼琴……，種種的一切，都成了他畫筆下的畫作了，張張都很寫實、很精彩。

於是，我在一樓房間為他準備了畫畫的工作室，讓他可以盡情的發揮他畫畫的快樂心情。這段期間，阿德也的確畫了很多幅的畫，不論是素描的、水彩的、粉彩的，其中更有很多幅讓我看了愛不釋手的畫，就這樣，他更加地努力於繪畫這塊愉快的天地了。

阿德 27 歲那年，如惡夢般的一年，例行的每年追蹤檢查結果，得知在左邊又有腫瘤。雖然這次是良性的，但這次的開刀傷到了「語言區」、「記憶區」，也差點賠上了他的性命。那時，我真的快崩潰了，我的堅強意志不見了，每天只能祈求佛菩薩保佑他，那是我第一次覺得人生好灰暗、好無助。

等他慢慢恢復元氣時，因為語言的受損，讓他很是挫折，有話要說，卻發不出正確的音來。他很痛苦，我也很難過，但我還是要對他說：「慢慢來，再說一次，會進步的喔。」之後帶他去做語言治療三個月，然後，為了要讓他有更多的說話機會，母子倆就這樣展開了每天傍晚走路散步的對話。一路上看見什麼就教他說什麼，誰知，母子倆維持這樣的傍晚走路運動，竟也持續了快十年了。不論颱風下雨，只要不是打雷的天氣，一定會看到我們母子的形影，好像成了每天必做的一件事了。

看過阿德他生病開刀前的日記，他說：「我的人生又要重新開始了吧！」字裡行間，充滿了太多無奈和悲傷。的確，語言、記憶要重頭學起，真的是一個莫大的打擊。所以，他似乎心灰意冷，有意放棄他最喜歡的畫畫，讓我很替他著急，不知如何來幫他。雖然我知道畫畫可以抒發他的情緒，但又不敢太勉強他，只希望一切能自然隨緣。

此時，剛好看到社區大學開了「潛能激發快樂繪畫」的課程，我眼睛為之一亮，這課程對阿德的語言復健一定會有幫助的。上過第一次的課程之後，阿德終於又慢慢的重拾畫筆了。記得第二堂課，觀賞

「魯冰花」的電影時，他還一邊觀看影片，一邊畫出影片中印象的牛、豬和影片中的人物。雖然筆韻有些退步了，但是看在我的眼裡，卻感到無比的欣慰。

有時他畫好了一件作品，就會以簡單的詞彙，來敘說給我聽；有時日記無法用文字來書寫（因他忘了字怎麼寫了，記憶有傷到），他竟然以連環圖畫的方式，來詮譯他想要說的話，讓我看了既感動又安慰。我偷偷留下了感恩的眼淚，他的心靈記憶又回來了，阿德以畫畫的方式來表達文字和話語，畫中有他要說的話，真是「畫中有話」啊！

社大課程結束後，我們就前往一位老師家學習。我是陪畫在旁的媽媽，阿德畫畫的風格和 27 歲之前完全改變了，有點抽象的感覺，畫室的老師曾對我說，對阿德的畫要給予尊重，他有自己的想法，顏色鮮豔，他是一個個性開朗、外向的好孩子，所以畫作也就會顏色明朗鮮豔，完全不像是生病的靈魂，而是個快樂的孩子啊！

就這樣，每天的畫畫又成了他必做的事。他特別愛畫人物，而每位人物的眼神都不一樣，讓人看了覺得很傳神、很犀利，使我不禁讚嘆他的功力了。我們母子倆，每天都一起欣賞阿德他的畫，他也每天敘說分享畫畫裡的內容，分享他的喜悅和快樂的心情。之後，畫室老師幫我們辦了母子第一次的畫畫聯展。老師說，阿德是用他片段的記憶，努力而喜悅的畫出他心中的畫，所以聯展名稱就幫我們取名為「憶起跳舞吧！」。

日復一日，他完成的畫冊，大概也有三、四十本了。有時帶他去朋友家，我和朋友聊天時，他就在一旁畫下了朋友的影像。聽我朋友說，他們都有把阿德送給她們的畫留下來，讓我聽了感觸良深，因為只要有畫紙給他，一支筆給他，他就能快樂的作畫了。

去年的九月，阿德突然每天都對著我唱「世上只有媽媽好」。連續不間斷地唱了一個多月，也許是母子連心吧，直覺的讓我感覺，他可能又要生病了。果然，十月中旬他病情惡化，昏迷了三天，雖然後

來又清醒過來，但已不復以前健康的他，我時常覺得他的靈魂已不住在他身體裡了，讓我更心疼他。我常想，他一定很痛苦，但又言語不會表達，這時他已無法畫畫了，看他痛苦的樣子，我只能鼓勵安慰他，但心裡卻比他更難過。每次的畫，像蜘蛛網似的糊在一起，攪在一起的線條，就可看出他心裡多麼難過，腦內的思緒，是如此的複雜不舒服，這是我對他畫的解讀，也是對他的不捨。

平常不常唱歌的他，今年四月初開始，又突然在每天傍晚帶他出去走路散步時，一遍又一遍唱著不同的歌曲，還對我說：「媽媽，很好聽呵。」我也對他說：「那就唱給媽媽聽吧！」每天阿德還會對我說：「媽媽，我好愛妳，感恩妳！」聽在我耳裡，我有不祥的直覺，我覺得阿德在跟我說最後惜別的話語了。我偷偷的掉眼淚，拭去眼淚轉身對他說：「媽媽也愛你，感恩你的貼心，和陪伴在媽媽身旁。」這就是我們母子倆最後最溫馨的告別話。

四月底，阿德病情更加惡化了，住進了虎尾院區的安寧病房，我們全家人都希望他能緩和而安寧的走完他人生的最後階段，我們都愛他，不希望他痛苦。安寧病房真的很祥和，我的心也跟著平靜了下來，我想阿德一定也感受到這安寧又祥和的氛圍，雖然他一直沒有清醒過來。

在這裡，有著菩薩心腸的醫師、護理師們的團隊，還有慈悲的師父，阿德跟著我虔誠的念佛多年，但未曾皈依，所以我輕輕牽起他的手，在耳邊對他說：「阿德，請師父幫你皈依好嗎？」皈依的那天早上，阿德一定真的很喜悅，雖然他不會說，但他微睜著眼睛，全程用專注的眼神望著佛菩薩，專心的聽著普安師父給他的開示，直到皈依儀式圓滿，阿德才慢慢閉上眼睛睡著了。

皈依佛門的阿德，想必心願已圓滿，那天下午他的呼吸變得更弱了，家人都很愛他，很不捨他，每個人都錄音傳 line 給我，要我播放在阿德的耳邊，讓他聽見家人對他的愛，對他的勇敢說加油。

隔天清晨天未亮，阿德跟著佛菩薩修行去了。我不敢掉眼淚，只輕輕拉起他的手，對他說：「要好好牽著佛菩薩的手喔！好好的念佛修行。」雖然我心如刀割的傷痛，但一想到阿德的貼心，他怕媽媽掉眼淚，所以在他面前，我是位勇敢堅強的媽媽，我默默的祈求佛菩薩照顧他，默默的念佛號送別阿德！

　　畫畫是阿德這一生中最愛、最喜歡的事。感恩師父、虎尾院區緩和病房的醫師們，和護理團隊的用心籌劃，要幫阿德辦畫展，讓他能夠圓夢，讓他的畫能夠和更多人結緣分享。

　　辛苦您們了，感恩有您們！

林淑紅
寫於 106 年 7 月 5 日凌晨

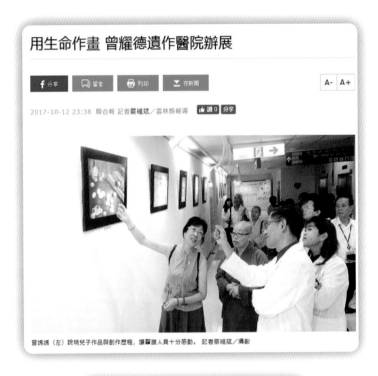

用生命作畫 曾耀德遺作醫院辦展

2017-10-12 23:38 聯合報 記者蔡維斌／雲林縣報導

曾媽媽（左）說明兒子作品與創作歷程，讓醫護人員十分感動。 記者蔡維斌／攝影

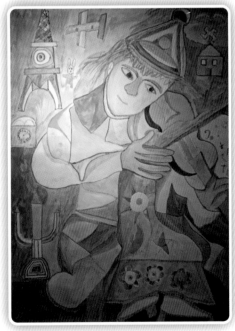

阿德贈送給安寧病房的畫作

21 回首，不曾遺忘

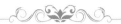

　　天氣漸漸轉涼了，秋意漸濃，朋友說：「秋天眞是個思念的季節。」我笑而不答，只覺得其實我很多的思念，卻是在春暖花開的季節。

　　前些日子梁老師送給我一本圖文故事畫冊，是梁老師自己的創作。內容我很喜歡，述說著人生的旅程，如何在「時間獵人」的追捕之下，把最後的身體活得坦然自在、有尊嚴，我反覆看了好幾遍，內心感觸很深。

　　我和兒子阿德母子兩人情牽三十六年。他九歲就發病，到他過往的二十七年日子裡，進出醫院次數不計其數，每次的「病危通知」更是讓我們膽顫心驚，還好阿德是個堅強貼心又開朗的孩子。我們母子情深，看到我就一定會看到他在我身旁，朋友總說我們像連體嬰！

　　2017 年五月，阿德又再次發病，昏迷不醒。醫師說：「他這次生命只剩一個月了。」我忍住悲傷，簽下放棄急救書，不願他再受苦了，只祈望他能自在尊嚴的走完他的人生。

　　阿德住進了臺大虎尾院區的緩和醫療病房，住進去的那晚，感受到安寧病房的寧靜，著實讓我的心情也舒緩許多。醫師、護理人員親切的關心，如菩薩心腸視病猶親的態度，更是讓我感恩在心頭。最喜歡和普安法師聊天，在佛堂裡，我把心中的憂慮和壓在心頭上的大石頭，全部丟出來，狠狠地大哭一場。

　　每天都會輕輕牽著阿德的手，對他說：「媽媽很愛你，媽媽感謝你的貼心，感謝你每天都幫忙媽媽做好多家事，幫了我好多的忙……」說著說著，我的眼淚就會不自覺的流了下來。

2017年五月二十二日的週一清晨，弟弟打來電話，告知我娘家媽媽過世了，我傷心的告訴弟弟，這些天阿德的血壓已不正常地往下落，明天阿德也要走了，我流下了眼淚……明天是阿德要皈依三寶的日子，我對他輕輕地說：「德仔，你跟著媽媽唸佛多年，明天要皈依三寶了，你一定很高興喔！加油喔！」他有聽到我的話吧？就這樣，他很努力，那天血壓又回復正常了。

　　隔天是皈依的日子，師父把佛菩薩聖像掛在病床尾，師父輕輕拉著阿德的手，對他說：「我們要皈依儀式了喔！」我也輕輕拉著他的手，這時已昏迷不曾再睜開眼的他，竟然慢慢的、很努力的半睜開眼，努力的看著佛菩薩的聖像，虔誠的眼神，讓我們真的感動不已。皈依儀式圓滿結束，阿德終於又慢慢地閣上眼睛，我想他已親近了佛菩薩，心中一定很歡喜的。就這樣他的眼睛沒有再睜開過，血壓也漸漸下降，我知道他要跟我們告別了。

　　我們親愛的家人：阿德的爸爸、哥、嫂、弟弟，都用手機錄下對阿德的告別愛語，傳來給我。我把這些話放在阿德的耳邊給他聽，祈望他安心自在，喜悅的跟隨佛菩薩去修行。我也輕輕地拉著他的手，對他說：「媽媽愛你，謝謝你來當媽媽的孩子，謝謝你的貼心，佛菩薩來接你時不用害怕，要牽好佛菩薩的手，走好！期望我們以後能在淨土相見，你要好好修行、畫畫喔！」

　　隔天五月二十四日（週三）清晨，阿德在睡夢中尊嚴又自在的跟隨佛菩薩修行去了。我心中一直唸著佛號，沒有大哭，怕他不捨我的悲傷，只是心中想著：「媽媽很愛你、很愛你啊！」

　　往後的日子，我故意把揚琴搬去阿德的房間，每次在練習揚琴後，我靜靜的欣賞他生前畫的畫作、手稿，還有滿是開朗笑容的每張生活照，心情也跟著他的笑容而舒暢了。當我思念他時，就會對著他的笑容相片輕輕地說：「媽媽祝福你，在佛菩薩那兒修行要好好的，媽媽祝福你，你是最棒的！」

阿德雖然跟隨佛菩薩去修行了，他的人生只有短暫的三十六年，但他用畫筆畫出了他開朗璀璨的美麗世界。他永遠是我心中最棒的孩子！他是白雲、他是藍天、他是鳥兒，他已展翅飛翔；他是花兒、他是陽光、他是大地，他已化作種子。他自由自在了，所以我們祝福他吧！

　　2020 年一月，我先生經檢查發現癌症末期，經過三次化療，身體不勝負荷。他可能也感受到自己的生命將至盡頭，那時已住院快一個月了，他對我述說他想要選擇比較有尊嚴、自在的安寧緩和治療，於是他住進了安寧病房。因為緩和醫療使他身心不再有負擔，心情也好轉很多，病情也跟著比較舒緩。接著出院後就住在大兒子家休養，每天晚上和孫子玩玩，享受著天倫之樂！

　　在兒子家那一個多月的時光，他大部分時間都是在昏昏沉沉的嗜睡狀態，讓我很是不捨。看著他，我心中默默地對他說：「好想再抱抱你，我可以再抱抱你嗎？你是好好先生、好好爸爸、孩子心目中的英雄，你辛苦了！」沒有說出口的心裡話，讓我偷偷的流下眼淚。

　　清明節，為了他的願望，孩子們準備好充足的氧氣，帶著他回到他期盼已經三個月的家。隔天他又病發，再次住進了安寧病房，這次醫師請我們要有心理準備，我不捨地流下眼淚。回到病房，我又堅強的露出笑容。有時在浴室內對著鏡子，我看著鏡中的自己，對自己說：「加油，佛菩薩請給我力量！」就這樣，我讓自己更加堅強。

　　漸漸的，他的狀況愈來愈不好了，每天我都握著病床上他的手，輕輕的對他說：「不用害怕，我們一起唸佛，加油！」然後他也因緣具足皈依三寶了。我常說他是我的護法者，因為以前每當我在讀經卷時，他總會幫我準備敬茶，禮敬佛菩薩，靜靜地在他的泡茶桌旁聽我讀經卷，所以佛緣如此。

　　隔天，他用微弱、氣若游絲的聲音對我說：「我愛妳，沒有妳不可，謝謝妳！」我忍住眼淚，抱著他，也輕聲的說：「我也愛你，你是最

棒的先生，最棒的爸爸，謝謝你結婚四十年來的體貼、照顧，還有對家庭的付出，你辛苦了！」我流下了感動的淚水，我知道他已經在跟我做最後的愛語告別了。結婚四十年來，他是個很內斂的人，從來不曾對我說過：「我愛你。」我真的又感動又感傷。

　　當天下午我和他愛語告別後，我趕緊通知孩子、媳婦們，來和親愛的爸爸作最後的道別。下午孩子和媳婦陸續來到病房，他們一一坐在最敬愛的爸爸床邊，握著他們親愛的爸爸的手，一一向父親告別，說出感恩爸爸從小養育他們的辛苦，也向爸爸祝福，更向爸爸承諾，會好好的保護媽媽，請爸爸放心。大媳婦還對爸爸說：「我能當曾家的媳婦，受爸爸、媽媽的疼愛，我覺得很幸福，很謝謝爸爸！」我先生和大媳婦都淚流滿面，先生很疼愛孩子們，也很疼愛兩位媳婦，孩子們都很不捨，淚流不止，我悄悄的對孩子們說：「要祝福阿爸喔，讓他自在無牽掛的跟隨佛菩薩修行。」

　　隔天清晨，先生在睡夢中很安詳的離開了我們，修行去了，安詳自在的面容，讓我們覺得他應該很安心吧，我們都祝福他……。

　　面對至親的離去，三年內，我失去了媽媽、阿德（媽媽和阿德是前後兩天內過世），還有我的先生。我心中有很多不捨和感傷，但是就像我當初跟阿德說的話，雖然他已昏迷，但還是祝福他，請他不用害怕，要好好牽著佛菩薩的手走好，爸媽以後也會在那兒和你相見的。我對阿德滿是祝福，對先生也是給予滿滿的祝福。

　　梁老師的那本《時間獵人》裡面說的：「走完人生最後一刻，才是完整的時間，人生才算圓滿。」所以我把「思念」轉化成每天對他們的「祝福」，讓他們知道我們都很好，對我來說他們是牽引我們更加體悟人生功課的家人。

　　希望當思念的翅膀飛翔過來時，我們都能把「祝福的心」，悄悄默默的送給他們，這樣就會感覺心情舒緩多了！願我們都能美好，每天與正念同行。

親愛的家人，願我們都能自在，智慧與光明同行。感恩有你們。

林淑紅
阿德母親

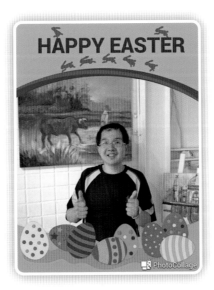

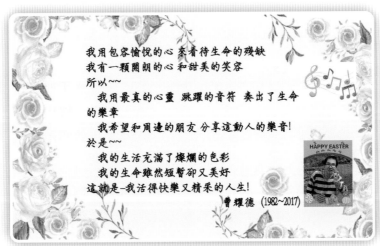

PART 5

年輕的心

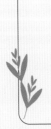

如果走的人是解脫，

那麼留下未成年的家人呢？

當青春不解紅塵，明天是否會更好？

22 喜樂的心

「喜樂的心乃是良藥，憂傷的靈使骨枯乾。」從一位看似心情平靜的母親口中淡淡說出……。

「我擔心我的兩個孩子，因為他們都還小，但對他們說未來，他們只會反問什麼是未來？」不想打破他們單純的心思，不願讓他們必須提早面對人生現實。讓他們保有現有的幻想和夢想，是家珍覺得可以做到的。

「有一天，我的孩子，寫了一個小卡給我，用漂亮工整的字跡寫著：『喜樂的心乃是良藥……我再說，你們要喜樂』。」「瞧，原來我的話孩子有在聽，並用這些話，反過來安慰著我！」醫師助理問：「孩子的下一句寫道：『我再說，你們要喜樂』是否……孩子發現了，你們其實不快樂，所以用他單純的心，在提醒著你們？」家珍低頭沉思了起來……。

卡片上畫了一個風車，並用小小的巧思，讓風車可以轉動，瞧，多麼聰明的孩子啊！那是他最愛的風車唷，他畫來獻給媽媽了！風車旁邊畫著一隻可愛的小鼠，那是姊姊養的黃金鼠，名字叫「寒吉」，寒吉的頭抬著高高的，在仰望著高聳的風車，像是他平常抬頭，仰望著他的巨人媽媽那樣。

家珍說道：「我和我先生常常去爬山，我們會彼此加油，打氣鼓勵！」「生病後發現人生無常，生病後才發現時間慢下來，我可以看見好多以前看不見的東西，不像從前那樣庸庸碌碌過日子，但卻發現

時間怎麼不夠用了……」

「你不要這樣按我的腳」、「你不要說話！讓醫師說！」「你不懂，不該是這樣！」「你為什麼不讓我吃水果！」這一天，家珍說話反覆無常，也常常發脾氣，行為就像一個任性的孩子，講不聽，也說不得，變得好奇怪，行為很反常，不像平常的家珍。愛她的家人，默默接受了這一切，接受她的任性跟所有不合理，也接受照護過程中一切的挫折跟傷心，雖然有時也會忍不住鬥鬥嘴，但是因為太愛了，所以不計較。

直到從醫師口中說出「譫妄」一詞，才了解原來這是末期病患常見的一種症狀，同時也代表著我們愛的家珍，在她的人生旅途中，又向前快走了一大步……好大的一步。家珍啊，妳走得太快，家人深怕跟不上妳……無法陪在妳身邊，保護妳……。

某天早晨，一個單薄的身影，獨自站在樹蔭下的公車站牌，陽光穿過樹葉淡暖的輕撒，高鐵公車來了，動動因化療麻痺的腳趾，緩緩的邁出堅定的步伐，腳步似乎更沉重了，家珍心想……「我不害怕，也不該害怕！為了孩子，為了先生，我必須前進！」

六年前，從夢寐以求的外文系畢業，畢業典禮時，一對兒女圍繞在家珍身旁，疼愛家珍的老公，捧著花給她溫柔的擁抱。「當時我覺得我是世界上最幸福的人了。」家珍開心的回憶著，臉上滿溢著幸福。

但就在畢業後兩個月，身體出現異樣，「根據我的經驗，林小姐，妳可能只剩六個月的時間……」像要窒息一般，一顆炮彈從天空襲來擊中心臟，將家珍的心炸得粉碎……「那次的檢查，醫師在我毫無防備的情況下判了我死刑。那時的我，無法理解，也無法思考，只希望都是玩笑，我只能在先生面前號啕大哭……」但……這是夢嗎？希望是……。

從小家境並不富裕，為了家計當過工廠作業員、搬貨小妹，半工半讀完成專科學業，最後又插班考上大學及研究所。結婚成家了，因

先生工作忙碌，一直以來將照顧家庭的責任攬在身上，即使後來生病了，擔憂兒女還小，先生工作和家庭兩頭燒，總是獨自踏上北上治療的路途，公車、高鐵、醫院、治療、住院，「一肩扛起」是我們在家珍身上看到的堅強，看似無懼的家珍……。

「阿爸……我肚子好餓……」某次又一人獨自住院的家珍，拿起電話打給想念已久的老父。即便已長大成家了，最脆弱的時候總是忍不住想向父母撒撒嬌。「喔……那妳想吃什麼？」家珍父親接到電話，故作鎮定的問著，但是電話那頭早已心酸到哽咽，卻不敢讓家珍察覺。隔日，家珍爸爸立刻帶來家珍想吃的粄條，在病房旁邊無聲的流淚，看著滿臉皺紋的父親，家珍也在病床上默默流淚，父女此時對彼此的心情都是又揪心又自責……。

「因為耶穌在我裡面，我能勇敢面對明天！困難都將過去，我靠主站立，定睛天上榮耀冠冕！」（來自家珍最愛的一首詩歌──耶穌在我裡面）

偶然的機緣，家珍成為基督徒，信仰成為她強大的心理依靠，從此她不害怕，相信主會帶領著她，即便如此，面對兒女、面對先生、面對家人，依然不捨。

「我有話想跟你說……」因為腫瘤轉移到肺，隨時隨地都必須戴著氧氣鼻管，家珍費力的一個字一個字向先生說著，「對、不、起……不、好、意、思」在最後那幾天，家珍用力地向先生道歉，這些道歉也像是道謝，「謝謝你陪著我走過這些日子，對不起沒能陪你走過更多日子。」

「謝謝你把孩子照顧得很好，對不起沒能幫你一起照顧孩子……」

「謝謝你這一生這般疼愛我，對不起沒能用下半生回應你的愛！」

「我覺得，她太辛苦了，我希望她能放下。」家珍先生心情沉痛、哽咽地說著。在病房主任兼好友黃醫師的引導下，易教授說出對妻子深深的愛。

「如果媽媽能安穩的睡去，我覺得那是最好的選擇。」大女兒烜烜不捨地說著。一個 16、7 歲花樣年華的女孩，成熟懂事得令人欣慰又憐愛。

　　「我不害怕媽媽變成星星遠去，因為媽媽說過，要勇敢。」小兒子為為眼神堅定的說。12 歲，原本應該無憂的少年時代，為為的勇敢堅強一樣令人心疼。

　　「易先生……家珍狀況不好了，您心裡可能需要準備……」住院醫師在家珍預定出院回家的這天早上，沉重的宣告家珍狀況變差了。「我要帶她回家！」易教授強忍著淚說著。回家一直都是家珍的心願，即使狀況變差，排除萬難，也要讓她回到心愛的家。即便已做了六年的心理準備，在要離別的那刻，依然是難過的揪心之痛。「家珍啊……是現在嗎？主啊，不能再多一點點時間嗎？……」想要瀟灑祝福的放手，卻又不知為何，忍不住這般自私的要求。

　　在回到家的一個小時後，家珍在熟識的環境、親愛的家人、愛她的教友、溫暖的醫師好友的圍繞下，安詳離開了，表情是那麼平靜美麗……「再見了，家珍！」

　　一週後的告別式，在未發訃聞的情況下，仍有一百四十多位親友主動參加。告別式現場的所有人都是真心愛著家珍的，大家一起感念家珍的過往，回憶她的生命故事，唱著祝福的詩歌，用愛──將家珍留在所有人的記憶裡。

　　離開不是結束，只是短暫的分別。

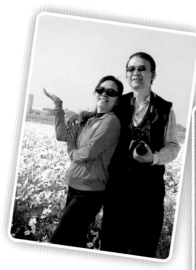

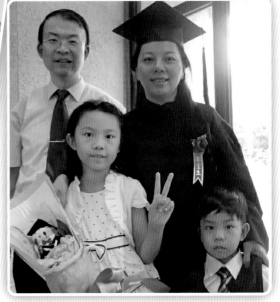

林家珍生命故事書

黃醫師的真心話　心肝寶貝

　　為為和我們家中老大是小學的同班同學，多年前熱情的家珍專程來我們家，和我們分享專為小孩設計的益智遊戲，這一切好像只是昨天而已。如今這套工具還在我們家，我想告訴烜烜和為為：「你們有位好棒的媽媽，她給你們的愛還留一份在叔叔家裡。媽媽的愛會像星辰，永遠閃耀、守護著你們。媽媽把愛藏在為為的琴聲中，烜烜的畫作裡，在你們每滴思念媽媽的眼淚裡！」

過去每當遇見年輕媽媽的末期患者，守在病床旁的不是老公，就是阿嬤。好幾次我想見見年幼的小孩，家人總是委婉的說：「孩子要上學、做功課，不方便來。」「孩子還小，不適合來醫院。」誰都看得出來病患天天望穿秋水，就想見到孩子，結果只盼到電話那頭生硬的答話，或假日時短暫的會面。

很慶幸易教授是開明又理性的好爸爸，他和溫暖的家珍一起教養出乖巧又貼心的小朋友。時常在病房裡可以看見家珍的這對寶貝，姊姊會牽著媽媽的手，弟弟也會給媽媽抱抱。

或許有人會認為：「不要讓小孩看到媽媽不好看的一面。」但我卻要說：「媽媽在的地方就是家！」要讓小孩知道：「媽媽再老再病都愛著你，永遠都想陪伴照顧你。」家中長輩千萬別等病人走後才告訴孩子，「媽媽永遠不會回來了！」這樣原本想保護孩子的初衷，反而會給孩子的心靈留下難以抹滅的陰影。

不要低估孩子的心智年齡，儘管在你面前他們還是那麼不懂事，當你不在場時，他們內心的小巨人正在默默長大。看著他們純真的大眼睛好像在說：「媽媽啊媽媽，好想賴在妳身旁，聽妳嘮叨讓妳罵；沒有妳的日子裡，我會學習……長大！」

23　蓮花童子

　　在某間病房裡，63 歲的何大哥一直持續的喘著，即使打了藥，用了氧氣面罩，呼吸看起來還是很費力，在外人看來，就是很不舒服的樣子。平日沒有事情的時候，病患總是閉眼休息，像是留著所有力氣等待著誰……。

　　「大哥！明天你的孩子要來看你喔！」醫師助理說。「你說什麼？我的心肝兒子喔！」只要一談到孩子，大哥突然眼睛一睜，精神就來了。一改疲憊、嗜睡的狀態，變成炯炯有神的期盼，而且嘴角還藏不住笑意。

　　另一頭，妻子在家中對孩子說：「弟弟，媽媽要去醫院，你要不要來去看爸爸？」「嗯……（搖搖頭）」孩子怯懦懦地拒絕來醫院探視爸爸。

　　病患本身供奉蓮花童子，和妻子皆是再婚，透過佛祖的指示，領養了一個孩子。他們形容，這個寶貝兒子是佛祖送給他們的。病患本身對這個孩子疼愛有加，幾乎竭盡所能地滿足小朋友想要的東西，對孩子本身也是十分保護，只要孩子不願意的，就絕對不會勉強！所以即使住院期間，何大哥很想念孩子，但是孩子不想來，他也只是露出失望的表情，而從不怨懟。

　　「我有跟小朋友說過爸爸住院，但小朋友說不想來啦！我在想他會怕啦！沒關係，會怕就嘜來啦！」從妻子的語氣裡，聽得出來兩人對孩子的疼愛。

　　我們能理解病家保護孩子的心情，但是現在不來看爸爸，要等到

何時呢？「大哥如果請小朋友來，你覺得甘好？」助理說。何大哥不假思索的回答：「當然嘛好！」但這時，忽然喃喃自語地說道：「阿母果我就跟他說沒話ㄟ……是安怎那ㄟ安捏，我嘛毋知捏……」大哥露出困擾的表情，揪心到眉頭都糾結在一起了，這個表情連身體不舒服時都不曾出現過。

隔日，一踏進病房，前腳都還沒走到病床，便見太太開心向我招招手。一走近，一個稚嫩的臉龐，害羞的低著頭，小眼神不時的偷偷張望著，是兒子來了！一個 12 歲的小男生，害羞內向，像是那種讓他坐在椅子上等，就只會靜靜坐在那裡好久好久的孩子。

「弟弟～哈囉～」小朋友十分內向，向他打個招呼，也是靦腆的笑了笑，便默默地低下頭。一番寒暄，關心病人的狀況之後，便屈膝向今日小主角問說：「可不可以跟阿姨聊聊呢？」一旁的媽媽說：「弟弟你跟她去啦！」

想必媽媽希望有人可以幫忙跟小朋友聊聊，而且有這個念頭很久了，才會在有人鼓勵她帶孩子來看爸爸的時候，隔日就帶著孩子過來，謝謝媽媽的信任，願意把小朋友交給我們。不忘轉頭問問何大哥：「可以借借你的寶貝兒子嗎？」大哥雖然喘喘的樣子，但也開心的笑了笑，並點點頭！

我把孩子帶到會談室的沙發，先請小朋友坐下，在半開放式的空間，我希望小朋友不要太有壓力。今天不是要考試，只希望能有個安靜舒適的私密空間，引導小朋友說說自己內心的想法。

「弟弟，知道爸爸現在怎麼了嗎？」助理問道。

「我知道爸爸生病，但是其他的不知道……」小朋友怯怯地小聲說。

「萬一有一天爸爸要先去天上，你會害怕嗎？」

弟弟搖搖頭表示不怕，並說：「我知道他要去佛祖身邊……。」

「弟弟你很棒喔！我們人嘛，總是會去那個美麗的地方，每個人

最後都會去啊！」「阿姨相信有天堂，你呢？你相信嗎？」弟弟堅定的點點頭。

　　之前何大哥擔心跟孩子總是沒話說，我們好不容易有機會，能跟小朋友接觸，小朋友也沒有排斥，我就打鐵趁熱說：「弟弟你今天回去想想，想一段你最想跟爸爸說的話，看你想寫張卡片給爸爸呢？或是錄一段話給爸爸？或者你親自說給爸爸聽？你覺得好不好呢？」「我想……當面跟爸爸說！」小朋友思索了一會回答。

　　據媽媽告訴我們，小朋友跟爸爸間幾乎是很少很少說話的，但出乎意料的，孩子選的竟然是「親口告訴爸爸。」當我聽見時，心中一直覺得弟弟真的好棒，也想給這個努力長大的孩子，一個用力又心疼的擁抱。媽媽聽聞後也欣慰的表示：「原來……我的孩子……真的長大了！」

　　事不宜遲，我們就約在明天中午探病時間。隔日，團隊用心的準備了一個小小的道別音樂會。由住院醫師潘醫師自己譜了歌曲，並帶著吉他來到病房，為這一家人自彈自唱。

　　音樂真的有種奇妙的感動，歌詞裡寫道：

　　「請你就這樣抱著我　談談那些不能承受……我隨波逐流　無處能夠躲　是你伸出了手……請你就這樣抱著我……」

　　在醫師溫暖的聲線中，何太太忍不住放下一直以來的堅強，抱著病患說：「其實我很不捨！你知道嗎？……（哭泣）」

　　「但是我希望你要好好走，不要擔心我們……。」

　　兒子緩緩地說出：「爸爸我會乖……會聽媽媽的話……。」

　　語畢，輕輕抱了爸爸一下，小心翼翼的，害怕弄疼了爸爸似的。

　　其實，從昨日知道孩子要再來，病患就一直期待著，平時何大哥只要沒睡好，隔日身體狀態就不太好。為了今天要看看小孩，前一天我們還特地約好一定要好好睡覺，補充體力。沒想到今天一早狀況卻突然變差，原本昨日還能回應我們的，今天就不行了……。

終於等到中午的探病時間，道別音樂會約莫在上午 11:30 舉行，兩個小時後，何大哥就這樣離開我們了……何大哥在孩子與妻子的不捨道別聲中，圓滿的闔上眼睛。終於，太太和小孩都說出心裡的話，還有最後的擁抱……。

　　愛，一定要趁早！

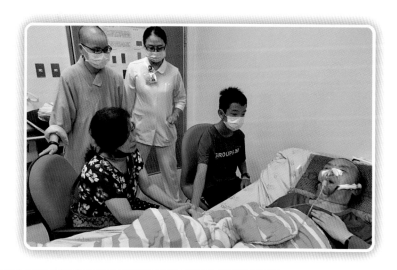

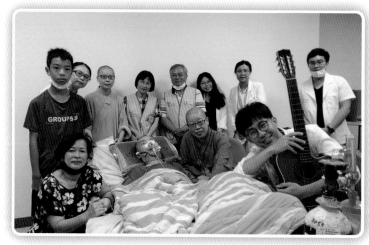

何峻華生命故事書

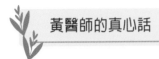

黃醫師的真心話　家有一小，如有一寶

　　每當有年輕的父母住院時，我都會主動關心他們小朋友的近況。有時病患會告訴我，已經把小孩託付給爺爺奶奶照顧了，或是目前只能靠另一半勉強撐著。他們醫院、家裡蠟燭兩頭燒，為了不影響小朋友的學習或是生活日常，也只好強忍思念，不見寶貝了。

　　我會鼓勵他們讓小朋友前來探視，因為把醫院視為禁地，和生病的父母遠遠隔開，只會加深他們的恐懼感，那種強行和至親分開的經驗，也許會讓他們幼小的心靈失去安全感，也不利親密關係的建立。每當有小朋友來到病房時，團隊成員都會小心翼翼的招呼，熱心的志工阿姨和叔叔，也會熱情款待，讓他們重溫家的溫暖。

　　有些大人不希望小孩子到安寧病房，是因為怕小朋友無法面對生死大事。不過我個人的經驗發現，這樣的心態往往反應的是大人自己無法接受死亡。小孩子因為年紀小，所以心思單純，只要透過良好的引導，你會發現他們很能夠以正面的觀點來看待死亡，而且死亡恐懼也沒有大人那麼深。

　　依據學理而言，學齡前兒童的死亡概念是：「任何會動的東西就是活的，停止不動的亦然，死亡只是以不同的方式活著，是暫時的離去，也是生命的延續。」到了 6 到 9 歲的學齡早期，他們了解死亡是不可逆的；而 9 到 12 歲的學齡晚期階段，他們對死亡的了解才有成人的理解能力，並且認知到死亡的普遍性。

　　從學理來看，一般人或許覺得小孩子比較不成熟，成人才比較理性。我卻以為死亡觀念未必有對錯，你能說，小男孩感覺「媽媽已化作星辰守望著他」是幼稚？或是小女孩相信「人死後就像走進哆啦 A 夢的任意門，生命會在另一個時空延續，或許有一天會再和家人見面」的想法太天真？

我常想小孩真是老天爺給全家人最美的禮物。他們天性善良、想法單純、簡單快樂、真誠美好，簡直是上帝的代表。也許他們對生死的認知本沒有錯，是成人世界複雜的頭腦才把死亡變得如此可怕。別忘了，除了病人，小孩也是我們的老師。

24 黑人的心聲

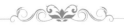

　　「男性，50 歲個案，肺癌」、「從腫瘤科病房轉來的」、「好像是醫師說治療效果不好，所以來的」、「交班的學姐說，他疼痛控制得很差！」交班中的護理師們正此起彼落的討論個案的狀況……。

　　拉開病床邊簾幕，個案正在睡覺，但是眉頭緊皺，還會不時地翻來覆去。主治醫師在床邊討論病情，個案沒有醒來，正想說要不要叫醒他，讓他跟醫師講講話，一旁的住院醫師見狀連忙阻止。「不要！千萬不要！他睡著比較好……他醒來就是一直喊痛……」住院醫師焦急的小聲說道。

　　陪病者是病人的弟弟，弟弟很用心，對哥哥的照顧也是無微不至。自從知道哥哥狀況不好，弟弟便從高雄回來，和嫂嫂一起輪流照顧大哥。

　　「哎……」

　　「自己的哥哥啊……當然要顧啊！」

　　「我也……只剩他了……」弟弟苦笑地說著，望向哥哥的神情格外落寞。弟弟未娶，媽媽在他們很小的時候便過世了，爸爸也常年不在家。從小跟哥哥感情就很好，長大後雖然有各自的生活，但還是經常互相聯繫。

　　醫師問起：「黑人兄，你跟弟弟的感情不錯喔！」「嘿啦～對啊！啊不過，他脾氣卡賣！呵呵……」談起弟弟，病人靦腆淺笑。喔～對了，黑人這個綽號，還是弟弟告訴醫療團隊的呢！「因為我哥他皮膚很黑啊！所以大家都這樣叫他。」

病人疼痛指數一直都很高，這幾日幾乎都是在昏睡與疼痛不已中度過，醫師們為了調整用藥，也彼此多次討論，絞盡腦汁。在多次調整嗎啡類用藥劑量後，終於疼痛的情況改善了許多，病人也終於可以跟我們一起說說他的故事，聊聊他的妻女。大約一週的時間，陪病家屬換成太太，原來太太與弟弟輪流照顧病人，而兩個女兒都還在國高中的懵懂年紀。

　　「黑人兄，我覺得你太太對你真好ㄟ！你有沒有覺得？」醫師助理說。

　　「喔，對！老婆啊……妳來～妳來～我有話想對妳說……」

　　「喔……什麼事？」老婆回應。

　　「老婆！妳要對自己比對別人更好，真的……多愛自己一點……」

　　「喔……喔……」太太面對黑人兄這突如其來的告白顯得不知所措，但仍輕聲的附和。

　　「記得……愛妳唷！」在這幾句簡單真摯的告白裡，能感受到的，雖不是轟轟烈烈的那種，但仍讓整個畫面溢滿甜蜜，這是黑人兄對老婆最真誠的疼愛。

　　「我……我沒關係啦，你還有我啦，你也放心，兩個小孩子我都會惜命命啦……你不用擔心……」太太回應道，此時鼻頭是紅的，嘴角是笑的，太太的聲音刻意表現的輕快淡然，像是再多一點傷感，眼淚就會不受控的滾落下來。

　　「我不擔心……感謝妳喔！」黑人兄對太太說。「妳陪伴了我十七八年了，感謝妳喔！」黑人兄繼續說著。太太見狀，也輕輕回應著：「喔……好啦……好啦……」此時，兩人互相拍拍彼此的背，側身半擁抱的互相說著，也像是彼此安慰一樣。

　　「啊～累了累了……」可能是坐著講話太久了，黑人兄打斷對話，示意要躺下。

　　但一躺下便又接著說：「不是老公不想陪妳，是老公的身體不讓

我陪妳……不好意思……」「不怪你了……不怪你了……你自己也不想這樣啊……」太太堅強的說著，堅強的讓人心疼。

太太是新住民，從越南遠嫁來臺，當初是透過相片認識對方，便決定要嫁過來。對太太來說，透過照片賭上一生，是很大的決定。太太個性比較含蓄內向，在臺灣，除了豆皮工廠的同事與自己的家人，幾乎沒有認識其他朋友。

醫師助理問道：「那如果先生真的走了，妳打算怎麼辦？妳也還年輕，之後也要為自己多做一點打算！」「我就努力工作賺錢，現在只想賺錢，照顧兩個小朋友，因為她們沒有了爸爸的愛，我不能再把愛分給其他人了……」太太非常堅定的說著，原來早就想好了，太太個性柔軟卻堅毅，是個非常偉大並令人敬佩的女人。

女兒們在最後階段，皆從學校請假回來陪爸爸。兩個乖巧懂事的孩子，每次查房，都可以看見女兒們眼睛總是紅紅腫腫的。女兒們常常握握爸爸的手，摸摸爸爸的臉，看得出來他們與爸爸感情一定是非常親密。面對爸爸即將離去，小女兒說：「多希望爸爸可以陪我長大！」「爸爸你不要擔心，以後換我保護媽媽！我不會讓別人欺負她的！」大女兒則說：「爸爸不要擔心我，我永遠與你同在，就像你當初支持我的夢想一樣……爸爸加油！」面對這段別離，孩子們雖被迫快速長大，但也成長的十分耀眼燦爛，黑人大哥你好棒，把孩子教導的非常優秀！

兩天後，雖然疼痛減輕，但緊接而來的症狀是嘔吐。黑人大哥嘔吐的症狀十分嚴重，連隔壁床的病友都主動來關心。醫師們連忙開會討論，綜合評估病人身體狀況並調整用藥，無非是希望能讓最後這些寶貴的時間，完全留給他最愛的家人，不要一直受限於身體的病痛。無奈的是，嘔吐一緩解，黑人哥又開始疼痛，醫師們一直在劑量上斟酌，深怕用不夠而無法緩解疼痛，又怕用太多讓病患昏昏沉沉，失去了可以跟家人相處的最後時光。

這一天午後，黑人兄情況暫時好轉，我以主治醫師的身分熱情邀

約黑人兄下床走走，一行人將他從床上移到了高背輪椅，再緩緩推到不遠處的佛堂。

我問黑人兄：「有沒有想要對菩薩說的話？我相信他會聽得到，他一定會盡量幫忙你！」只見黑人兄凝視著前方的佛像，開口便說：「保佑……我的那個老婆啊……女兒啊身體健康……希望老婆自由自在，不要有人約束她，我的希望就是這樣子！」「那你自己呢？你有什麼想求的嗎？」「那……我自己就是……不要再那麼痛苦了，早日脫離苦海！」

這一段異國婚姻的結局，雖然不是王子與公主從此過著幸福快樂的生活，但他們彼此的愛足以令豪門艷羨，黑人兄儘管出生平凡，對家人的愛卻始終偉大！

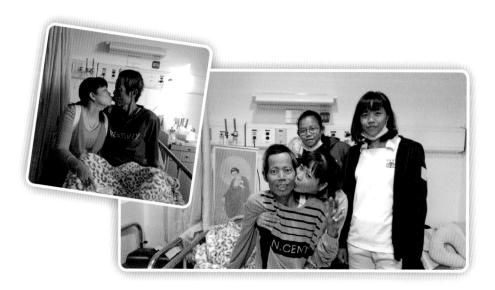

陳昌鴻（黑人兄）的生命故事書

嗎啡是藥還是毒

　　癌症患者百分之九十都有疼痛問題，好在其中百分之九十的疼痛都能得到良好的控制。很遺憾的是，黑人兄是另外那百分之十。雖然他的疼痛並不好解決，還好及早轉來安寧病房，全家人又很信賴醫療團隊，醫療人員也把止痛視為第一要務，常常主動又積極的調整藥物，才讓黑人兄保有最大的生活品質。

　　專業的知識告訴我：「對癌末病人開立嗎啡類的藥物，是符合學理和人道的醫療處置，甚至末期病人的嗎啡用量，是先進國家臨終照護水平高低的重要指標。」話雖如此，目前國內熟悉嗎啡類藥物的醫護人員仍是相對少數，結果遍布在各科別的癌症病友也只能自求多福了。

　　回想多年前在胸腔科病房時，那裡的病患，即便是肺癌患者，也鮮少會使用到嗎啡。因為醫師們深怕嗎啡有呼吸抑制的作用，唯恐增加肺病患者的風險。其實，依據我多年使用嗎啡的臨床經驗，發生呼吸抑制的比例相當低，多半暫停用藥即可回復，必要時也可以用上嗎啡的解劑。所以，因為這樣的顧忌而不敢用嗎啡，不但是多慮，還可能錯過症狀控制的良機，因為嗎啡不只是癌症止痛，也是癌症止喘的首選用藥。

　　還有一種更普遍的現象，就是病患本人或家屬對嗎啡的疑慮。用了之後是不是會成癮？或是意識模糊？根據醫院的統計，除了原本就有毒癮的患者，末期癌友並不會發生嗎啡成癮。另外，噁心或嗜睡的副作用並不嚴重，通常幾天後就會好轉，也可以依據需要調整劑量或停用。至於最常出現的便秘副作用，只要持續投予預防便祕的藥物，問題就可迎刃而解。

總之，嗎啡本是藥，合理使用就可救人於水火，存心濫用才會毒害生靈。最後，我想和黑人兄的女兒分享一首最愛的歌——李千娜的「不曾回來過」：

　　再愛的 再疼的 終究會離開
　　再恨的 再傷的 終究會遺忘
　　不捨得 捨不得 沒有什麼非誰不可
　　就讓自己慢慢成長 慢慢放下……

25　給阿爸的一封信

　　已經忘記從何時開始，那個印象中高大強壯的爸爸，竟然已瘦成皮包骨，生活無法自理，再也下不了床了。

　　「爸爸，謝謝你，女兒愛你，是真的……。雖然……你聽不到了……」

　　阿榮是攝護腺癌末期的患者，從去年發現下肢無力開始，如今腫瘤已經轉移到肝臟和腦部了。大女兒小藝目前是大學四年級，平日正忙著上課與實習，常常不在家，但總是心繫著生病的爸爸。妹妹還小，也很懂事，一邊上課一邊打工。所以平常照顧爸爸的重擔，都是落在媽媽身上，阿榮太太也從不抱怨，一直無怨無悔的照顧著阿榮。

　　「這條路不好走……我們知道，但是我們會陪著你們……」醫師助理的一番話，讓表面堅強的太太，淚溼了眼眶。阿榮太太轉過頭去拭淚，不能再說一句話了，再說就忍不住潰堤了……。

　　阿榮一家都比較含蓄，家人們都很客氣，但是心裡總像藏著深深的心事。忽然間，我想起家裡的爸爸媽媽。也許我們也像很多家庭一樣，面對自己最親的家人，那句我愛你，就是怎麼樣都說不出口。「你有多久沒跟爸爸媽媽說過我愛你了？」我想很多人的答案是：「從懂事以來好像從沒說過！」

　　這幾日小藝學校放假，她特地來醫院照顧爸爸，除了讓自己可以陪陪最愛的爸爸，也能讓媽媽休息一下喘口氣。23 歲女兒的照顧，就

是在旁邊遞遞水、餵餵飯，協助照護生理需求。但醫師說剩不到一個月了，在最愛父親的生命末期，我們明白不該只是這樣的。

「妹妹，過來牽牽爸爸的手好嗎？」醫師助理嘗試引導彼此，妹妹一牽爸爸，眼淚立刻奪眶而出。「還可以跟爸爸說說話唷，比如說，說說妳最想謝謝爸爸的事。」但妹妹一句話都說不出口，就這樣花了好大力氣在強忍著眼淚。

將妹妹帶進會談室，在無旁人的空間裡，妹妹立刻大哭潰堤。「我不想在爸爸面前太難過……」小藝妹妹一邊哭，一邊說……那麼「給妳一個作業，妳幫我寫一封信好嗎？寫一封給爸爸的信！」小藝妹妹擦掉眼淚，點點頭。

就這樣，那一個下午，陪著妹妹說說心事，分享彼此的心情。「幽谷伴行」──我想照護團隊陪伴的不只是病患，家屬也該是同行的夥伴。

一週後，妹妹將信寫好交給我，團隊夥伴正討論要如何將信唸給爸爸聽的同時，阿榮就在那日午後離開了……好可惜，來不及趁爸爸還清醒時，讓小藝親自將信交給爸爸，只好請她在爸爸彌留之際，將信唸給爸爸聽。我想冥冥之中，阿榮應該也可以感受到女兒的用心與愛吧！

幽谷伴行，愛要及時。

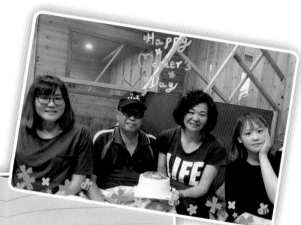

親愛的爸爸：
　　還記得小時候總是趴在窗邊叫劉璧岳的我媽？還記得小時候媽媽晚上出門去學竹編課時你都會載著我跟妹妹出去買玩具，還記得我們一起去騎腳踏車運動，那時候的我真的很開心。但隨著我們的年紀漸漸的成長，我們之間的話題變少了，不過沒有改變的是你對我們的關心，你總是默默的關心著我們，雖然沒有實際的表現出來。現在你生病了，我們看了都很心疼，大家暗自的哭了很多次，很捨不得看你從一個高大的壯漢瘦成皮包骨。但你放心！我跟妹妹都長大了，會好好的照顧自己和阿嬤跟媽媽，現在的你就好好的照顧自己安心的養病，不用牽掛任何的事情。
　　這段時間也辛苦媽媽了！你們累我都看在眼裡，也很不捨，如果心裡有任何的事情都要講出來不要悶在心裡！爸爸也是喔！
　　最後...爸爸媽媽我真的真的很愛你們，謝謝你們養我不愁吃穿，讓我在一個幸福美滿的家庭長大。能夠當你們的女兒是我的榮幸。

　　　　　　　　　　女兒　庭瑩　敬上

劉榮森生命故事書

黃醫師的真心話　家書

　　我失去父親已經十幾年了，偶然的情境下總會勾起我對父親的思念，讓我想起《父後七日》這部電影的結尾時，女主角在飛機上泣不成聲的場景。有一天，我努力翻出當兵時父親寄給我的信，爸爸的聲影躍然紙上，雖然內容平淡無奇，我撫摸著信紙卻久久不能自已。

　　同仁曾經跟我分享，她的爸爸過世時留下幾封家書，她和哥哥、媽媽一人一封，信的內容自然是機密，重要的是收信的那份滿足，每個字都代表著爸爸在乎她，永遠惦記著她！

　　如果要一位年輕女孩寫信給自己重病的爸爸，又需要多大的勇氣呢？小藝其實十分難得，算是乖巧又貼心的女兒，可惜她的父親意識變化太快，讀信時已無法聽到爸爸的回應，不過人的聽覺是最後喪失的，父女連心，她的父親一定已經收到女兒的信息。

　　某一晚北上回去探望老母親，隔天一早回程時，媽媽塞給我一袋衣物。回家一看，原來是媽媽連夜為我手洗好的換洗衣物，夾在衣服間有張小紙條，上頭寫著「洗好的」三個字。媽媽學歷不高，也不常寫字，所以筆跡非常好認。我將字條小心翼翼的收藏起來，因為這字跡有著媽媽的味道，字條裡藏著媽媽的愛。

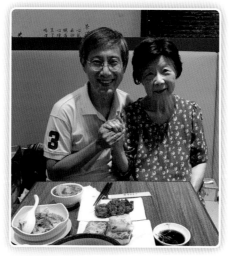

■ 慈愛的母親與我

26 　　　　　　 亟刑

「阿嬤……她是我唯一的親人！」

「我從沒想過……阿嬤只能陪我短短十九年……」一個19歲妹妹，在家屬訪談室裡泣不成聲，垂頭滴淚，不安的手交織緊握著。

小萱妹妹從小就是奶奶帶大的，小萱媽媽在她很小的時候就離開了，所以她對媽媽沒什麼記憶，在她眼中，阿嬤就是她唯一的靠山，而且會是永遠都在的靠山，至少……應該如此啊！

奶奶是一位傳統的堅毅女性，到了應該是含飴弄孫的年紀，卻因為女兒的不懂事，留了一個嗷嗷待哺的孫女給她，從此音訊全無。為了養活寶貝孫女與自己，奶奶自己開了一間理髮店，努力把小萱妹妹帶大。從小萱妹妹的言談中，聽得出來奶奶十分疼愛這孫女，總是把最好的都留給她。

「奶奶以前工作很忙，忙到沒時間吃飯，中午只能吃泡麵，她把所有好吃的都留給了我……」

「記得以前小時候，我身體不好，常常掛急診，阿嬤忙了一天下來，已經很累了，晚上休息的時候，阿嬤還捨不得睡，一直在病床前看顧著我……」

「我真的覺得她是一個很好的人，所以我要努力用功念書，要成為阿嬤的驕傲！」小萱妹妹，小小年紀，純淨無瑕的眼神，含著豆大的淚珠，努力地訴說著……。

奶奶曾經跟醫療團隊說，她最擔心也最驕傲的就是她的孫女。「她若是沒有我……是要怎麼辦？」阿嬤不安的說。「她做班上ㄟ模範生

啦！」說到這裡，阿嬤一向沉重的臉色顯露出一絲欣慰的神情。

「從小到大一直覺得，有任何大小事阿嬤都會跟我一同經歷，從沒想過奶奶會有缺席的一天……」

「以前高中不懂事會惹奶奶生氣，那時候我真的不知道，原來我跟奶奶相處的時間已經在倒數了！」小萱妹妹邊說邊拭淚，手中那張揉碎溼透的衛生紙，就像她傷心欲碎的心情！

「可是……我知道阿嬤會擔心我……所以……我跟阿嬤說……阿嬤妳不要擔心我，還有姨婆（奶奶的妹妹）在，我現在真的可以自己生活了，也會做家事、洗衣服、煮飯……」

「我自己可以的！我要長大……我自己應該也要加油！」

「不可以只想依賴阿嬤，要變成阿嬤可以依賴的人……」未脫青春稚氣的小萱，鼓足力量勇敢的說出來，像是在告訴奶奶，也像是給自己精神喊話。

「我也會練習……習慣沒有奶奶的日子……」該有多懂事，才能讓一個年僅 19 歲的孩子，說出這樣的話？在學習獨立的年紀，突然頓失依靠，即便怨天尤人，或是大哭大鬧，也沒人會責怪她，但小萱卻懂事得令人心疼！

奶奶從入院起，就一直心事重重，眉頭深鎖著。其實身體疼痛一直控制得還算不錯，偶爾也還能下床坐輪椅走走。那日查房，主治醫師問起：「阿嬤甘有其他的煩惱？」奶奶停頓了一下，欲言又止，糾結了片刻才緩緩的開口：「啊就……我想我ㄟ兒子……」醫療團隊的第一反應就是：「啊妳的兒子咧？我們去叫他過來！」「不過……」「不過…他在牢裡！」奶奶緩緩的流下眼淚。「我攏沒給他知道，我身體不好了……我怕他在裡面會煩惱……」

「嗯～」醫師溫暖的說：「沒關係……咱一起來想辦法，好某？」了解情況後，住院醫師立刻寫了張診斷證明書，讓家屬送到監獄，申請受刑人外出探視病危家人。

在這之前，其實有經歷過一段比較令人難過的行政流程，就是之前奶奶入住腫瘤科病房時，奶奶和家屬其實已經向病房提出請求了，不過獄方堅持診斷書上必須註明「病危」，而腫瘤科病房在考量後，婉拒了書寫這項證明。所以奶奶是帶著不敢想的心情，對我們再次提出請求的，所以安寧團隊及社工師了解狀況後，決定全力協助。

　　因為奶奶雖然意識還清楚，表達能力也正常，一般人會認為還沒到判斷病危的程度，不過從與奶奶相處的幾日觀察中，她的精神體力都在日復一日的衰退，和家人道別的時刻隱約越來越近，難道真要等到彌留昏迷之際，才讓兒子來病床前哭斷肝腸嗎？更何況末期的轉折往往變化迅速，我們不想讓奶奶留下遺憾！

　　感謝獄方的幫忙，提出申請後兩日內，便將奶奶的兒子戒護到病房來。護理長出於體諒，當天安排了一間單人的套房，先將奶奶轉送過去，希望他們母子可以好好相聚。好不容易盼到兒子來了，主治醫師先私下對他說明母親的狀況，才剛解釋完，戒護員便開口道：「我們只能給你 10 分鐘的會面時間哦！」

　　我以病房主任的身分提出請求，希望能再多給一點時間，因為真的很可能是見最後一面了，員警面有難色的說：「最多 15 分鐘！」因為他們也要回報給上頭長官，希望我們能理解，話已至此，團隊成員只好接受。

　　在護理長的帶領下，我們一同來到單人病房。帶著手銬腳鍊的兒子一踏進病房，看見臥病在床無法起身的老母親，猛然下跪，在場的人心頭一震，鼻頭也酸了。隨後，只見兒子大聲哭喊：「媽～」，那許久不見的想念與愧疚似乎都隨著那一聲「媽」，不停地在病房裡迴盪。

　　奶奶強忍許久的情緒再也忍不住了，化作一陣又一陣悲戚的哭聲，一聲一聲敲擊在場每個人的心房，每一聲都像在訴說著那心有多痛……有多想……有多愛！兒子一路從病房入口跪爬進母親的床頭，待在離

母親最近的地方，彼此的情緒久久不能自已。

奶奶緩緩伸出手，兒子帶著手銬的雙手立即向前捧著，「你……好嗎……？」母親悲悽的問。

「我很好……媽～妳不要甲我煩惱，我在那裡就好ㄟ……」兒子難過的回話。

「媽…失禮！都是我不好，都沒甲妳照顧，我就愛妳，妳是世界上最好的媽媽……」兒子伸手抱著最愛的母親，他對媽媽的愛表達得很直接，甚至比一般人在面對癌末親人時更直接，也許他知道過了這一刻，心裡的話就再也無人可說了！

眼見一身落魄的兒子來和憔悴的母親道別，現場醫護人員都紅了眼眶，兩人之間流露的，是天下母親與子女之間最真摯的愛！該是給他們一點空間的時候了，團隊成員退出病房，留下戒護員與他們同在。

會面時間很快就到了，戒護員示意該回去了。只見兒子離去前，再次跪倒床頭，聲淚俱下，不停磕頭痛哭。我想這樣的處境，對受刑人而言，應該就是一種亟刑吧！兒子被帶出病房後，病房內突然傳來奶奶撕心裂肺的哭喊聲，那聲音一直迴盪在病房外的長廊，要說哭得有多痛就有多痛！

隔日奶奶與家人再三對我們表示感謝，奶奶依然難過，但是眉頭已漸漸放鬆……第二日清晨，奶奶的情況急轉直下，也許是見著了原本以為此生無緣再見的兒子，奶奶圓夢了，就這樣心平氣和的走了……。

愛，要即時；被愛，更要懂得珍惜！

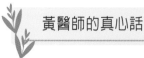 # 同學會

經常和朋友聊起病房裡刻骨銘心的故事，有次朋友對我說：「你們醫療人員的心可能不是肉做的，怎麼有辦法經常面對這種生離死別，你們的心臟比較大顆嗎？」我只能苦笑。

不得不說，不是每個醫師都能輕鬆適應末期病患的照顧工作，記得我擔任總醫師時，有天一大清早到病房時，護理同仁告訴我：「這星期來的實習醫師正在哭泣！」我趕忙去慰問：「學妹怎麼了？怎麼哭得這麼傷心？」她一邊啜泣一邊回答我：「我前天接的病人今天早上……走了！昨天我還陪他說話……」

「妳做得很好，他雖然走了，一定記得最後一天還有妳的陪伴跟照顧！生命末期有時變化很快，這不是誰的錯。妳先休息一下，等妳覺得好些了再來找我！」我相信她將來會是一位好醫師，只是那天我少了一個醫療人力。

於是我思考稱職的緩和醫療人員需具備哪些條件呢？我想必須對人有興趣、注重團隊合作、渴望學習成長、有成熟的個性、對人敏感度高、最好有愉悅的性格，並重視精神生活。這些特質除了天生的，也可以後天培養。

我想起有位同窗十年的老同學向我抱怨：「我寧可照料十床內科病人，也不想照顧一位安寧病患！他們的病又不會好，不管我怎麼做，他們遲早都會死……」他將來或許會成為聲名遠播的外科聖手或兒科專家，安寧工作，就留給那些淚腺發達又能收發自如的人吧！

為了團隊成員能持續保持正能量，我在病房裡首創「同學會」。讓團隊成員在繁忙的工作之餘，能輕鬆的聚在一起，分享我們個人的家庭、馬拉松的體驗、擊劍的專長、低碳蔬食的理念、看電影的

興趣、種菜的心得等等。有時我們也會請外賓來演講，或是安排手作園藝工作坊。總之，就是透過多種不同的方式與主題，讓每位在職場上一起成長的「同學」得到歸屬感，還有被認同感，也能抒發心中的情緒。

　　下次同學會，我還想和同學分享什麼呢？我想是病人和家屬教我的事：

　　逃避不一定躲得過　面對不一定最難受
　　孤單不一定不快樂　轉身不一定最軟弱
　　得到不一定能長久　失去不一定不再有

　　我們「同學會」見。

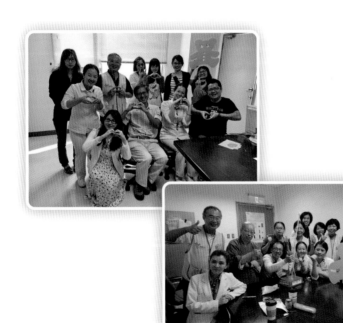

PART 6

逐夢

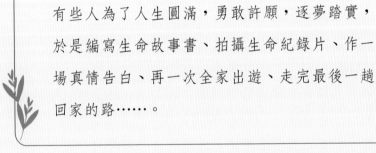

有些人為了人生圓滿，勇敢許願，逐夢踏實，
於是編寫生命故事書、拍攝生命紀錄片、作一
場真情告白、再一次全家出遊、走完最後一趟
回家的路⋯⋯。

27 南海觀音

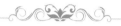

「你要記得我們一起去普陀山看的南海觀音喔⋯⋯如果有看到他，要記得要跟著走，不要驚慌！」「我只能⋯⋯這樣子跟他說⋯⋯」（太太哽咽拭淚）

阿郎夫妻都是公務人員，育有兩男一女。女兒到加拿大發展，一位兒子是一間醫院的護理師，另一位是職業軍人。他們一家和樂，孩子們也都大了，在閒暇時，夫妻還能安排一起出國走走。這樣的日子簡單幸福，沒有什麼好挑剔了。回想起來，原來平凡的生活日常就是幸福。可惜，生活總會毫無預警地變化。

阿郎不知為何開始會忘了生活上的大小事，連剛說過的話，也會立刻忘記。就在一年多前太太忍不住問：「老公，找一天我們去醫院檢查一下好不好？」阿郎怕麻煩也無所謂的回應：「嗯？有需要嗎？我也沒有怎樣啊！還要特地請假花時間去，會不會有點麻煩！」「我也不知道，還是看一下比較好吧？」太太憑著直覺堅持著。

好不容易約好醫院時間，說服老公來到醫院看看，「看一下比較好吧！總是比較安心⋯⋯」太太內心想著，就當作年紀大了，做一次健康檢查。剛好就在那一陣子，阿郎的頭暈開始加劇，越來越明顯，還會嘔吐。太太十分擔心，內心還有種不祥的預感。

老天真的是殘酷無情嗎？檢查結果，醫師宣判是：「腦癌」！醫生說完，阿郎太太低頭不發一語。

才剛入安寧病房時，阿郎就已經不太能言語了，大部分時間只是靜靜的睡著。因為聽說阿郎很喜歡照片，安寧團隊鼓勵家人提供舊照

片，也不時在病床旁，幫忙側拍家人之間的親密互動。那日，團隊向全家提議，幫阿郎做一本相片書，記錄過往的點滴，相信這是非常珍貴的回憶。

兒女們很快就同意了，一開始太太還有點摸不著頭緒，但就在此時，原本沉默不語的阿郎，不曉得哪來的一股勁，忽然抬起頭來，對著團隊比了一個讚的姿勢，並露出大大的微笑！這忽然的舉動，融化了現場所有人的心，也打開太太久違的笑容，那一幕好美，少了畫面的記錄實在可惜！

忽然女兒娓娓道出：「對……爸爸他最喜歡照片了！而且最喜歡洗出來可以拿的到的那種，用手機或平板他都不愛！」那就沒什麼好猶豫了，相片書得趕緊動工了！

一週後阿郎離開了，就在出院返家後的第二天，在家裡安安穩穩地睡去。如今，相片書也完成了，希望阿郎跟著美麗的普陀山南海觀音，一起去那美麗的地方，好好欣賞這本家人最珍愛的生命故事書！

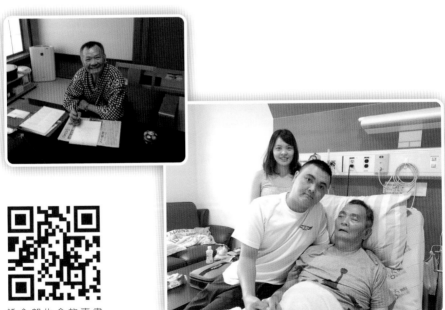

鍾金郎生命故事書

黃醫師的真心話　編排自己的生命故事書

　　算一算為病患編排的生命故事書已經幾十冊了，有人問我為什麼不幫每位患者都做一本呢？其實編輯生命故事書是很講求緣分的，首先要當事人同意，還要家屬認同，因為有不少老照片要靠家人提供，也常常少不了住院期間的拍攝，工作之餘要把這些素材加以整理，再佐以圖說文字，最終才能看到一本精美的成品，把它無償交給家屬。

　　過程當中付出的心力是相當可觀的，難怪這一切加值不加價的服務，常讓病家受寵若驚。工作人員雖然累了些，但是看到家屬把書當成傳家寶一樣珍藏，我總覺得十分值得。

　　其實編書只是手段，讓病患和家人一起回顧人生才是重點。鍾太太看著先生挽著自己的出遊照，露出甜蜜的微笑；兒女看著小時候全家人的合影，心中滿是幸福的回憶。所有人看著他從年輕到老的相片，身旁始終有家人圍繞，臥病時還有女兒的牽手和兒子的擁抱，以及醫療團隊的熱情合照，大家都一起見證他的圓滿人生安詳落幕。

　　感謝鍾金郎阿伯的會心一笑，讓全家人一起同意相片書的製作。雖然阿伯過世後，書才印製完成，我相信從過程到結果，這一切他早已看到。看著他在書桌前帥氣的照片，我知道他又再次會心一笑！

　　每個人都該有一本生命故事書，你準備好編排自己的了嗎？

28 面對死亡，溫文儒雅

　　從生氣、不可置信、震驚，最後到無奈、接受、面對，這是罹癌後李老師的心路歷程。

　　李老師原是一個體育老師，也是圍棋高手。一直以來生活規律，也非常注重養生，發病前也天天都會晨泳運動。日子雖然平凡，李老師也很懂得感恩珍惜，但就在過年期間游泳池暫停開放的那幾日，他開始感到肚子不大對勁了……。

　　李太太：「老公，我怎麼感覺你肚子越來越大？要不要去醫院檢查一下啊？」三十多年前李老師曾因肝硬化，在鬼門關前走一遭，當時的症狀便是積水腹脹，所以一開始懷疑是肝病復發，心想只要像之前一樣，去找醫師治療就可以好好回家了。

　　李太太：「我想說，只是積水而已吧？……哪ㄟ災……甲我說是胰臟癌！而且又說不能治療了，現在應該要怎麼辦才好……」三十年前，鬼門關前走一遭的經驗，讓這一家人更懂得珍惜人生，但是隨著時間推移，誰也想不到壞消息會再來一次。

　　後來，李老師一家決定要用安寧緩和的方式面對疾病，所以決定離開彰化醫院，回到故鄉雲林的臺大醫院。在準備銜接緩和醫療的過程中，李老師的苦沒有少吃，有時嘔吐、有時疼痛，受了不少折騰，經常吃也吃不下。

　　曾經在家裡痛到受不了，緊急叫救護車來家裡送急診，結果影響到家裡的補習班工作及左鄰右舍的關注，李老師為此感到非常自責。所以來到安寧病房住院時，李太太直說：「我們想住到他走的那一天！」

「我捨不得看他一直吐、一直痛的那個模樣，你知道嗎？那好像是世界要崩潰了，我寧可……」李太太含著淚水，將心中的苦楚吐出來：「我是壞人，我來當壞人！所有的事都我來擔……」「我寧可齁……寧可他就這樣先走！我想要他快點走……」「我就說我是壞人！我真的是……」李太太語畢時，紅著臉，漲著脖子，用力的雙眼，緊抿的嘴唇，像用盡了力氣要把深埋的情緒都傾瀉出來一樣。站在李太太身邊，可以感覺得出來，她很努力的撐著，直到全身每一寸肌肉都顫抖著。

不捨太太這般的難過，溫文儒雅的李老師開口了：「但是……我們還是要作轉換啊，如果一直陷在痛苦的情緒，那後面等於都在過空白的日子，對後面短暫的人生來講，一點意義都沒有……」李老師溫和淡然的說著，短短幾個字，充滿安定人心的力量。

「我不要哭……我本來不要哭的……」李太太一直以來心裡的苦，和無法說出口的痛，就這樣隨著那小小的出口，潰堤成河。李老師繼續安慰著：「跟別人比起來，我們已經是那幸運的一群，謝謝妳四十年來對家庭的照顧……」李老師真摯的與家人道愛、道謝和道別……。

身為主治醫師，我在旁邊鼓勵著：「老師，抱一抱您太太，好嗎？」老師毫不猶豫地對太太展開臂彎，太太再也忍不住地撲向李老師用力擁抱、用力哭著……一個擁抱，瓦解了潛藏好久的情緒，原本小心翼翼藏在外表堅強的心房裡，本來想藏到先生離去之後……。

李太太終於說出口：「老公……你要好好的走……嗚……我會自己照顧自己……你不要擔心啦……嗚……」太太潰堤式的傾訴她有多麼不捨。「好……好……」李老師溫柔的回應，並輕拍著太太的背，心疼著太太。

「為什麼……為什麼是我……」太太依然忍不住傷悲。李老師就這樣，安撫著李太太，直到她緩和下來。「妳今天情緒比較波動喔，深呼吸……」李老師溫暖的話語，慢慢的撫平太太的情緒。

老師從容堅強的語氣，像在告訴親愛的太太：「我知道妳很難過，

以後雖然沒有我在妳身旁，但是我們有兩個優秀的孩子，他們都很愛妳，就像我愛妳一樣⋯⋯如果可以，希望妳可以慢慢的走出來⋯⋯」

想著想著，李老師突然欲言又止：「我有一句話⋯⋯不曉得適不適合現在說⋯⋯」「如果⋯⋯」「如果我走了，假如太太願意的話⋯⋯希望妳能來這裡（指安寧病房）當志工，延續我們的愛奉獻給別人⋯⋯」李老師語畢哽咽，短短幾個字，卻把最深的意念託付給了太太⋯⋯。

李太太聽了沒有傷悲，很有默契的說：「萬一那天真的來了，等我心情走出來一點，其實我自己也有打算來這裡當志工！」原來太太也早有跟李老師一樣的想法。李老師接著說：「不管後面的日子是長或短，那不是最重要的，重要的就是要過得有意義！」即便離開的是自己，但李老師不害怕，到最後，仍然帶領著家人，給家人十足的勇氣，勇敢的面對離去。

我曾經問過李老師：「老師，你現在還有沒有什麼重要的事想做？」李老師說：「就是請你們幫我完成生命紀錄片的拍攝，留下我的生命故事，希望可以幫助以後像我一樣的病人和家屬！」

約莫一個月後，李老師在家人的陪伴下，在安寧病房安詳離去了。「謝謝你們團隊，我不會說什麼好聽話，我只有謝謝⋯⋯再謝謝⋯⋯」李太太不斷鞠躬，表達了內心最深的感謝。

認識李老師的學生或家長，都對他充滿懷念和感恩之情。我見證了他人生最後一幕，老師直到人生謝幕，始終優雅，這使我對他無比敬佩，除了相識恨晚，每當想起李老師，心中總會浮現老師「溫文儒雅、師範長存」的微笑容顏！

李東昇老師生命故事書

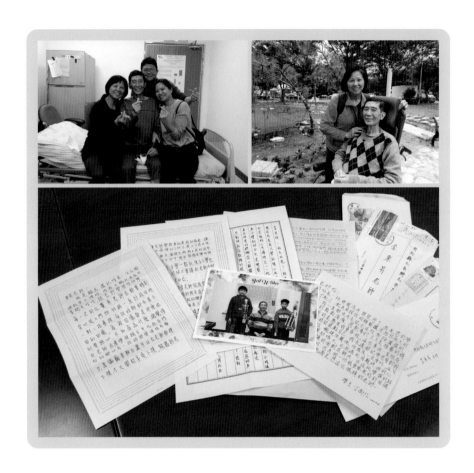

黃醫師的真心話　　**剩餘價值**

　　在安寧病房裡，每天都上演著不同的故事。初到病房的患者中，經常有一種共同的表情：深邃空洞的眼神外，寫著一臉的愁苦哀悽。有時他們會哭喪著臉說：「這樣拖哪有什麼意思？我想要快點結束，不要再拖累別人……」

　　李老師是完全相反的典型。他入院後，當不適的症狀很快控制

下來後，我誠懇的邀請他觀看過去病友的生命紀錄片。看完後，李老師不假思索的答應要錄製他的影片。從此，我在這位圍棋老師臉上，每天都可以看到溫暖的笑容，以及堅定又柔和的神情。一旦有了目標，這位對奕高手便能心無旁鶩的投入，全心全意為家人和病友留下足跡。他用生命在寫故事，留下生命餘暉，也溫暖了全家人。

特別感謝李老師家人的全力支持，他們就像老師最親近的學生，因為老師桃李滿天下，如果開放探視，肯定早晚人潮會絡繹不絕。索性由老師大兒子透過群組發出通告，請大家為老師自行在家中祈福，或是寫書信問候。

沒多久，一封又一封沉甸甸的信件就從四面八方湧來，關心老師的簡訊也不曾間斷。兒子將信轉交給父親，有一封信裡還夾著一張小時候和李老師的合影：「能夠跟老師學棋，真的是我的福氣……每一次比賽有老師在，都會特別安心。從入門組到段位班，每段時期都有著不同的回憶，每段回憶都是那麼地刻骨銘心……」看著學生一字一劃的筆跡，老師不由得地紅了眼眶。

這真是個好方法，透過學生和家長的來信，肯定了老師作育英才、居功厥偉的一生。有時病人難免陷入病情的泥沼，經由家人和親友一字一句的回憶，正好幫助病人完成生命回顧，肯定了他的一生，無疑也是給病患最好的慰問了。

只要找到存在的意義，每天的生命都會有價值；失去生命的意義，活著就只剩下日子。如果時間不多，別忘了問問自己：「你希望剩餘的是生命？還是價值？」

29 我不孝，我先來走

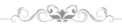

　　一早查房，就看到一臉忠厚的呂大哥坐在床頭，臉上的皺紋除了是歲月的風霜，也是他勤苦勞作留下的印記。呂大哥黝黑的皮膚中帶著蠟黃的底色，再加上腹水造成的小腹鼓脹，這是肝病患者的特徵。依偎在旁的是他溫柔清瘦的太太，乍看之下會以為是患者的大女兒，其實這是惡性腫瘤使病患快速衰老，造成夫妻外表與實際年齡強烈反差的結果。

　　呂太太本是職場上幹練的主管，在老公身旁卻是十足小鳥依人的模樣。兩人的關係羨煞旁人，很難想像當年他們並非自由戀愛，而是長輩一手安排的傳統婚姻。

　　呂太太的媽媽回憶到：「我老公就相中這個女婿，然後就答應人家了！也沒問他女兒同不同意……」我女兒說：「我又沒有說要嫁，你怎麼就答應人家了！你如果不去拒絕，那我去回絕人家……」她爸爸說：「不可以，我已經應允人家了，這樣會被別人說閒話！」

　　婚後，呂太太幾度想鬧離婚，都是呂大哥一再忍讓。呂太太笑著說：「可能我們的成長背景不同，我們家是做生意的，他們是傳統的務農家庭，所以價值觀不太一樣。像買衣服或吃東西，我要買名牌或吃好的，他覺得便宜就好。不過……這點要很誇獎他哦，他都節省自己，把錢留給我花，花多少他都無所謂！」應該就是這種敦厚老實的個性，終究打動太太的心，兩人的關係越走越甜蜜。

　　呂大哥住院才兩三天，我和他們夫妻就能閒話家常，這其實要歸功兩人的好關係，讓我與兩人聊天時更能輕鬆自在。呂大哥樸實單純，

沒有浮華的語言，靦腆的表情下盡是誠懇；呂太太比較健談，迎接我的經常是陽光的笑容，眉宇間不經意流露出對先生的不捨和對小孩的愛。不得不說，跟他們聊天是繁忙工作中的一種享受，就像探望久違的老朋友。

總覺得「天公疼好人」，呂大哥的疼痛在住院後很快就得到控制。這天早上例行查房時，看到他們兩人露出好氣色和好心情，預告這一床的照護將會十分順利，原本我可以快快移步到隔壁的患者，內心的聲音卻讓我的腳步突然遲疑了……。

「大哥，有一件事……我不知道……是不是現在……應該跟你說！」我坦白道出心中的掙扎。呂大哥露出誠懇的表情：「沒關係，黃醫師，有什麼事情，你讓我知道！」呂太太輕挽著先生的手臂，跟著點頭。

「是這樣的，我感覺你們倆的關係非常好，對我也十分信任，大哥你對自己的病也完全知情，所以我一直很想多幫忙你們一些……」現場的氣氛開始有點凝重，我原本可以照顧他們到輕鬆出院，將來的事留給以後遇到的人再處理，但我的直覺與職業道德不允許我這麼做，我更不想辜負兩人對我的期望。

「我曾經照顧過一位同事的父親，他的病跟你一樣。他剛住院時，我來看他，他還可以自己坐起來和我聊兩個小時，可是一個禮拜後，就是我送走他的時候！肝病末期的變化真的很快，常常快到令家屬措手不及！」

「我告訴你，不是說你已經很危險了，只是希望你趁狀況好時，要先做好準備，將來可以少一些遺憾！」

不難想像我一定是第一個告訴他們這些話的人，看得出呂大哥有點受到震撼，他緊皺眉頭陷入深思，呂太太牽著先生的手也握得更緊了……不一會，呂大哥抬起頭來，轉身向太太商量：「啊……不然我

們今天就辦出院，我要回去一趟！」呂太太看著我問：「這樣好嗎？」

　　我問呂大哥：「大哥，你是不是有事想要回去辦？」呂大哥點點頭。「這樣好了，我建議你先請假回去，如果回家後不舒服，還可以回病房處理，假如身體情況不錯，要回來辦出院也行。這樣你們比較沒有壓力，也不用怕緊急時找不到病床。」後來兩人採用了我的建議，請假回老家去。

　　事後聽呂大哥說：「本來我哪有那個勇氣告訴爸爸媽媽，後來我想反正早晚他們也會知道，那長痛不如短痛，跟他們講一下，不要騙他們啊……」

　　呂太太也告訴我們：「那天我先生回家，去向我公公婆婆拜別，他向他們跪下，跟他們說：『我不孝，我要先走了！』我婆婆跟他說：『你沒有不孝，你很孝順！』」呂太太紅著眼回憶。

　　呂大哥果然是一位重情重義的老實人，一心想著別人。他聽了我的建議，在他頭腦和體力都還可以時，對著鏡頭說出心裡的話：「老婆，謝謝妳的照顧，我真的很愛妳！」誰說做事人只會做不會說呢！

　　呂大哥還留下給孩子的話：「弟弟，爸爸啦……啊你要跟媽媽相處好一點哦……爸爸如果不在的話……要聽媽媽的話！」看著照片中弟弟和爸爸依偎在床上的畫面，相信呂大哥已經為他留下最寶貴的禮物。

　　兩週後，呂大哥平靜地走了。到現在，我和呂太太還是保持聯繫的朋友。我曾經問她：「妳會不會怪我當時對你們講的那些話？」呂太太微笑告訴我：「不會，黃醫師，謝謝你讓他安心的走！」

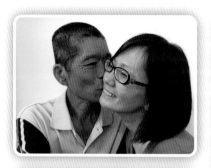
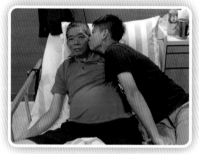
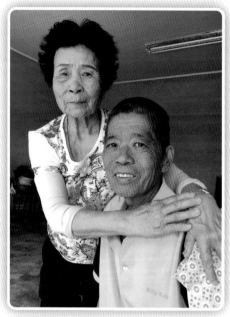

 黃醫師的真心話　　**媽媽請妳也保重**

　　每次看到呂大哥的故事，就讓我回想起多年前的一場際遇，我從此認識了從德國回來的小秀。故事要從一場病房照會講起……。

　　一天午後，記不得是當天第幾張的照會單了，我打起精神走進一間單人房，只見病房裡躺著一位瘦弱的阿姨，年邁的老公一臉憂心的坐在床頭，幾位兒女站立在四周，露出不知如何是好的表情，依偎在阿姨旁邊的正是特地從德國趕回來的女兒小秀。病房裡雖然人多，暗黑的燈光下幾乎沒有人聲，氣氛顯得異常凝重。

　　我一靠近床前，還沒來得及對病患開口，就看見家人急忙地對我眨眼搖頭，這樣的暗號我並不陌生，先點頭回應，接著對阿姨說：「阿姨妳好，我是專門做症狀控制的黃醫師，我被照會來看看妳，協助解決妳的問題，請問妳有什麼不舒服的嗎？」只見阿姨撇過頭

去，眼神望向遠方，我似乎成了不速之客……「沒關係，妳先休息一下，想想有沒有什麼能讓我幫忙的地方，我先跟妳的家人聊一下好嗎？」

我退到病房外，小秀一下子就追了出來：「醫生對不起，我想跟你聊一下……」那天午後，我陪小秀在陽光室聊了很久，陽光室雖然陽光燦爛，小秀的心情卻是陰雨綿綿。

原來媽媽上個月才被確診為癌症末期，消息來的太突然，嫁到德國多年的小秀也急忙趕回來探視母親。小秀告訴我，她回來時發覺媽媽真的憔悴許多，爸爸和兄弟姊妹還不敢告訴媽媽病情，她也只得跟著隱瞞真相。媽媽追問小秀怎麼回事：「腸子發炎怎麼會住院那麼久都還沒好？為什麼不趕快開刀？怎麼不找比較好的醫院？沒有拜託比較好的醫生嗎？」小秀說，漸漸地媽媽不想再理會醫生，也不太跟我們講話了……。

「醫生對不起，我想跟你聊一下……」小秀激動地說。「我每天來醫院，只能強忍著眼淚，問媽媽今天胃口好嗎？有沒有多吃一點？大便怎麼樣？小便怎麼樣？……」「我感覺我和媽媽都住在各自的泡泡裡，我和媽媽隔著泡泡，我不敢戳破她的，她也不想戳破我的，我們就這樣隔著泡泡，誰也摸不到誰……」

一時之間，我清楚感受到這位愛母心切的異鄉遊子內心深深的痛楚。每天看著逐漸遠去的媽媽，她不能盡情擁抱、道愛、道別，只能將內心滿溢的不捨與關懷，向一位陌生醫師哭訴。這無疑是隱瞞病情最沉痛的代價了，終究病患輸了、家屬輸了、醫療人員也輸了。

陪小秀一家人送走阿姨後，我和小秀成了朋友。她從德國回來時還會跟我聯絡，我也一直記著：「病情告知是病患的權利，也是醫師的責任。如何婉轉、技巧的溝通是一種專業，但更重要的是：醫療人員要有這份擔當和勇氣！」

30 阿母，我回來了

　　清水伯在臺北打拼三十年了，沒能成就什麼大事業，夫妻關係也疏離了，只剩一位女兒跟著他。想當初離鄉背井，隻身一人來臺北闖天下，本想有一天把父母接來臺北過好日子，很遺憾不但沒能衣錦還鄉，幾年前又發現了要命的大腸癌。不想要自己落魄憔悴的樣子讓親友看見，三年多來，他一直藉故沒回鹿港老家，直到有一天……。

　　我在病房和清水伯聊天：「阿伯，你再來有什麼打算？想回家了嗎？會擔心又痛起來嗎？」

　　阿伯搖搖頭：「我不打算回家了，我已經叫我女兒幫我找一家長照機構，出院就直接轉過去！」

　　「你不想回去和女兒住嗎？」我納悶的問。

　　「不是不想，我女兒有工作，不能讓她一直照顧我，她也是吃人頭路的！」清水伯頓了一下又說：「我的病是不會好了，我不想拖累她……」

　　「你可以聯絡太太幫忙嗎？」我用試探的口氣問。阿伯搖搖手，苦笑了一下。

　　我歎了口氣說：「阿伯，那……還有什麼我們可以幫忙的呢？」

　　阿伯沉默了一下：「轉去機構前，我想……回老家一趟！」

　　從臺北到鹿港的路程有點遠，我不禁擔心起清水伯能不能承受的了。我們安排了特約救護車，找來老練又細心的司機大哥。出發當天阿伯起了個大早，我們早早就從醫院的急診處出發，一路上清水伯的女兒就陪在他身旁。全程二百公里的旅程，我們只花一個半小時就到

目的地了，這也是我第一次國道飆速的體驗！

　　救護車就停在清水伯老家平房的大門廣場，我們趕緊扶阿伯下車，準備換坐輪椅推入廳堂。沒想到剛被我們搬下車才喘口氣的清水伯，竟然拒絕坐上輪椅。這時，屋裡走出一位穿著樸素的白髮老人，客氣的招呼大家進門，清水伯的女兒一邊攙扶著他，一邊和阿公打招呼，原來清水伯不願讓高堂難過，才堅持要自己走進家門吧！

　　清水伯和女兒一進大廳，阿嬤早已盛裝站在一旁等候，廳堂收拾得窗明几淨，看來是特地歡迎久違的遊子。他們之間雖然沒有熱情的擁抱，但彼此眼神的交會，現場立刻瀰漫著悲喜交織的氣息。沒等大家坐下，阿公一開口先說：「來，先向公媽上香！」只見清水伯和女兒恭敬的站立在香案前，捻香祭拜祖先……。

　　敬桌完祖先，阿公請大家坐下來喝茶，鄰近的親戚也特地來陪坐，親友們似乎很有默契的，沒有當眾問起清水伯的病況，就像過去一般的閒話家常。清水伯帶著鼻導管吸著氧氣，始終挺直腰喝茶，半點沒有喊痛，表情也逐漸放鬆下來。阿嬤在大陣仗的人群中沉默寡言，眼光只盯著許久不見卻面有病容的兒子。

　　我請阿公和阿嬤過來坐在清水伯兩旁，雖然病情讓清水伯衰老許多，和阿公看起來不像父子倒像是兄弟檔，但清水伯坐在父母中間顯得幸福又滿足。我幫他們三人合影留念，鏡頭前他們都展露了笑顏，過去多少歡笑多少淚，也盡在不言中了。

　　簡單用過餐，原本打算帶清水伯去朝天宮還願，但是擔心來往的人潮太擁擠，開著救護車前往恐怕不太方便，於是改道前往龍山寺。救護車停在寺前廣場，這次清水伯不再堅持，讓大家推著輪椅進到大殿。我看他雙手合十，口中唸唸有詞，十分虔誠的低頭默禱。雖然聽不見他的話語，相信他與佛菩薩之間的對話，會安定這歸鄉遊子的心，也幫助他們一家人走過一年又一年……。

　　推著清水伯回到寺前廣場，救護車已在現場等候，趁著他體力用

盡之前，要送他前往下一站——臺北的長照機構。清水伯當時的心情一定相當複雜，他終於完成回家的心願了，告別了雙親和過去成長的地方，要前往另一個也可能是最後一個陌生的住所。再次離家，他的心情一定不好受吧？我想他一定很清楚，這是他最後一趟遠行，也是最後一次回家。

　　救護車逐漸遠去，我回頭看著招手的人群，人群中的阿嬤別過頭去拭淚……早上她才盛裝迎接兒子，下午就揮淚送別！不知道她有沒有跟清水伯好好說再見？車子已經走了，阿嬤的淚要多久才會停呢？

黃醫師的真心話　難言之隱

　　「病情告知」的確是末期照顧最常見的倫理議題，不過我認為困難的不是向不知情的病患解釋病情，難的是知情的病患如何向親人告知自己的病情，尤其想告知的對象是老父母或小小孩。

　　清水伯走了二十年了，至今我仍難忘。他在生命結束前的一個月，安排最後一次返鄉之旅，重溫他生長的故鄉，也和年邁的雙親再次相聚，有些話雖然沒有明說，但在旁人眼中，一切已盡在不言中了。

　　我不由得想起另一位住在安寧病房的阿賢伯，我請他的兄弟帶老母親來探視時，他的兄弟卻告訴我：「黃醫師，我想算了吧，反正阿賢本來就不常回家，媽媽年紀大了，先別告訴她，說不定她腦筋不好就忘了，要是真問起來，到時候再說吧！」我無法想像隱瞞一位母親孩子過世的消息會有什麼後果？而且我相信就算一位媽媽失智了，最後記得的應該還是她的兒女。

漸漸地我了解到，有時候家屬並非真的想隱瞞病情，而是他們不知道如何開口，因為除了要能面對生死外，這本身也是一項很難的家庭功課。

　　所以只要家人同意，我願意擔負起這個責任，在他們的支持下，婉轉的、適度的解釋病情。阿水嬸就是這樣的一個例子，她有五位教育程度高又孝順的兒女，但是直到她住進安寧病房時，五個小孩仍然沒能把肝癌末期的真相說出口。

　　在得到全體兒女的支持後，我和他們約定好在某天下午來到媽媽的病床前，我一邊幫阿水嬸做床邊的腹部超音波掃描，一邊指著螢幕對她解說。

　　「阿姨妳看，這畫面黑黑的地方就是妳的腹水，這一個就是妳的肝臟……」

　　「哦～原來肝長這個樣子啊！」

　　「不過阿姨妳看，這邊的肝是正常的，另外這一邊有一團東西就不是正常的……量起來至少十幾公分了，就是因為這樣妳才會有腹水，越來越沒元氣，常常肚子痛又吃不下！」

　　「哦～原來是這樣，那怎麼辦呢？」

　　「阿姨，通常長東西，我們會想辦法把它切掉。」

　　「要開刀哦？」

　　「但是我們幫妳請教過手術專家，外科醫生說妳年紀比較大，恐怕開下去妳會受不了，光麻醉風險就很大……」

　　「那該怎麼辦？」

　　「現在對妳最好的方法，應該就是先不要動它，盡量和它和平相處，但是妳也不用煩惱，我們有方法控制妳不舒服的症狀，讓妳盡量不要痛苦，好嗎？」

　　「啊～這樣我懂，順其自然就好啦。醫生，我聽懂了，多謝你

告訴我！」一旁的兒女有的握著媽媽的手，有的摟著媽媽連聲附和。他們含著淚光望向我，輕輕的點了點頭。

　　病情告知就像處方藥物一樣，有技巧也有劑量。我知道階段性的任務已經達成，接下來一家人的「幽谷伴行」才要開始。

31 北海，最後一周

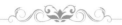

　　小時候戶外教學或是畢業旅行，最常去的地方之一便是「北海一周」，這是我那個年代的臺北人共同的記憶。沒想到長大後，我又去了一次，而這一次，心情完全不同……。

　　第一次遇見小春阿姨是在臺大的急診室，我接到照會單，照例是癌末病人要求入住安寧病房。記得小春阿姨瘦弱的側躺在病床上，這裡是急診的留觀室，就像是一個開放的大市場，來往的人川流不息，許多病人無助的躺臥著，一旁則是引頸期盼的家屬。

　　我先自我介紹，然後詢問阿姨有什麼不舒服，其實從她的表情和呼吸已經回答了我，但我還是要問問病人主觀的感受。阿姨告訴我，她現在稍微動一下就又痛又喘，從病歷資料上，我很快地知道這是她癌症的併發症，但不確定的是，她對自己的病情了解多少？又是誰提出想接受緩和醫療的要求？

　　我問阿姨：「妳知道爲什麼會這樣不舒服嗎？」小春阿姨很乾脆的回答：「我知道，我的病情我很清楚，死，我不怕，你只要讓我……不痛就好！」聽她這麼說，不由得打從心底感覺難過，什麼時候「止痛」已經變成癌末病人最後也最卑微的願望了？「沒問題，我們一定會盡力想辦法讓妳不要這麼難過。」

　　問完了疾病史，離去前我照例問了小春阿姨一個問題：「除了剛才妳跟我講的這些以外，有沒有什麼事或是心願，是妳特別希望我們幫妳做的呢？」過去這個問題多半會得到「沒有了，謝謝。」這個答案，就在我下意識想轉身離去時，小春阿姨竟開口回答：「有！」

我楞了一下，重新坐好準備聆聽阿姨的指示。「我想去一趟北海！」阿姨很肯定的說。「去北海？」我一時摸不著頭緒。「我還想去金山看看！」阿姨接著講。我心中忖度著：「她大概是想去北海福座和金山安樂園幫自己選個位子吧！」我告訴小春阿姨：「我先安排妳住院，等妳情況改善了，再來幫妳計畫好嗎？」阿姨點點頭。

　　也許是因為有了目標，在團隊悉心照顧下，阿姨的症狀很快的緩和下來。在志工團隊的悉心策劃下，小春阿姨的北海之旅就此展開了。為了確保行程的平安順暢，我們安排阿姨搭乘醫院的救護車，車上有宗教師、志工大姐，身旁還有她先生以及我隨行。阿姨的家人也動員了兩部車，就這樣朝著北海的方向前進。

　　雖然救護車行駛快速，但是一路上難免會顛簸，這對癌症患者而言，的確不是件輕鬆的事。看得出來阿姨非常珍惜這個難得的機會，她小心翼翼的轉動身軀，在車上全程配合戴著氧氣面罩，緊緊握住先生的手，始終沒有喊痛。

　　到了北海岸，我們在一處靠近海岸邊的涼亭歇息。只見小春阿姨不時望著前方的海面，我知道她走不過崎嶇的碎石路，索性提議將她連同輪椅抬到海岸旁。阿姨的三個妹妹，撐起傘為她擋太陽，她們圍繞著姊姊留下珍貴的合照。原來她們四姊妹從小沒了母親，小春阿姨因為是長女，就一直是姊代母職，在三個妹妹的心中她一直像是個小媽。過去小春阿姨總會帶領三個妹妹出遊，北海一週就是她們共同的記憶。

　　接著我們向金山前進，我原先以為目的地是金山安樂園，原來阿姨真正想來的是鄧麗君的墓地——「筠園」。一踏進筠園，耳熟能詳的鄧麗君歌聲，立刻融化了現場每個人的心。小春阿姨坐在輪椅上凝神靜聽了許久，阿姨的先生一直握著她的手，深情的看著她。原來這裡是他們兩人過去常來的老地方，有許多兩人共同的回憶。

　　阿姨突然回過神來，將她的一對寶貝叫到跟前。姊姊唸大學了，懂事的她單腳跪立在媽媽身旁，弟弟雖然在青春叛逆期，平時總讓媽

媽傷透腦筋，此時的他不再有半點桀傲，乖乖的讓媽媽摟在臂彎。

小春阿姨對她的弟弟開口說道：「阿明，這兩個孩子我就拜託你了！」阿明見狀哽咽地回答：「阿姊，妳不要這樣說，這兩個……我一定當作是自己的孩子照顧！」阿姨又叮囑身旁的寶貝：「弟弟要乖一點，不要再讓媽媽操心，姊姊也要照顧好自己，還有弟弟……以後媽媽不在了，你們要聽阿舅的話……知道嗎？」女兒一邊拭淚一邊點頭，小兒子也垂下頭來啜泣，而一旁的眾人早已紅了眼眶。

現在，我終於明白小春阿姨為什麼來到北海，這是她生命的最後一趟旅程，但也會是她關愛的人新生活的開始。

 黃醫師的真心話　**遠見**

一直很佩服小春阿姨的決定，她在自己生命最後的時刻，不忘和自己的先生重溫舊地，且最後一次帶領妹妹出遊，並將最掛心的小孩親手託付給家人。這不只需要勇氣，還要有過人的遠見。

「人無遠慮，必有近憂」。我常說：「人生有兩場典禮，你就是最重要的主角，只要你願意，幾乎都可以由你作主。一場是婚禮，另一場就是你的身後告別式。」差別只是後者你不會到場，但相同的是，旁邊的人都會為你忙個沒完。如果不想家人窮忙又不符合你的心意，最好現在就開始看看別人、想想自己。

你可能不知道越有智慧的人，往往越早把自己的身後事安排好。樞機主教單國璽生前曾舉辦「告別生命之旅」，交待要以窮人方式辦後事；並且指出他早已預立醫囑，不作急救，要安詳回歸天父懷抱。聖嚴法師在生前也曾舉行「最後一堂課」的公開講座，強

調人在健康時應該預立遺囑，免得一旦遭逢不幸或成為植物人，讓親友或家人爭論不休。

　　新加坡建國總理李光耀，也在去世前兩年完成「預立醫療指示」，言明有一天他如果必須靠插管進食，並且不可能復原時，授權醫師為他拔管，讓他盡速離世。知名作家瓊瑤也在網路上發表她的公開信，告訴家人：「幫助我沒有痛苦地死去，比千方百計讓我痛苦地活著，意義更重大！」

　　連續幾年，我都在大學研究所兼課，教授安寧緩和醫療與管理。依慣例，我會指定學生寫一份期末作業，這是一封給家人預先寫好的信，內容必須包括自己的預立醫療決定、後事交待與安排。

　　我無心觸同學們的霉頭，只因我知道幾十年後，他們會忘記我說過的話，但他們的期末作業會幫他們說話，這份作業將可能成為他們最後也是最重要的一封家書，有朝一日讓我們昔日的師生緣伴隨他們的人生一起圓滿落幕！

32　爸爸回來了

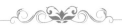

「我ㄟ頭殼一片空白……」

「我嘛想要看麥，到底……我可以多堅強……」安寧病房的單人房裡，傳來阿全跟兒子聊天的聲音，就像不常一樣……。

可是在病房外，全嫂的心是糾結的。自從一週前，聽門診醫師宣判：「是胰臟癌，都擴散到肝臟，沒辦法治療了！還有，他時間剩沒多久……」全嫂她的魂好像丟失在診間，忘了帶回家來……。

輕顫的手握著門把，就像心一樣的使不上力，勉強推開千斤重的房門，全嫂不斷地告訴自己：「嘴角要笑，我要陪他……開心的過每一天！」就算腳步越來越沉重……。

這是住進安寧病房的第一天，「醫生，咱人……都有最後這一天，我只要安詳就好。我不怕時間到，只是擔心家人ㄟ甲我煩惱……」阿全靜靜的說著，古意的神情，語氣溫和而堅定，泛黃的眼睛不經意地流露出一絲擔憂。

一週後即將出院要回家了，身體症狀控制得很好，他沒有痛。「多謝醫師跟助理，還有護理師，在醫院幫我們那麼多！」樸實的太太不善言詞，但字字感謝，說得真誠。

「阿全，你有滿意嗎？還有什麼我們能幫你做的嗎？」

「安捏就好……安捏真好……」

「只是說……從小到大，都沒有花什麼時間陪他們，感覺有點遺憾……」

「歹勢！我現在難過的……說不出話來……」阿全對小孩哽咽著

說出心裡的話，一段父親後悔未能好好陪伴子女的揪心話。

太太翻出一張泛黃的舊照片，是夫妻兩人四十年前在清境農場青青草原上的合影。照片上每一道皺痕都埋藏著深深的情感，也刻畫著歲月的痕跡。「趁著體力還行時……全嫂，就讓我們陪你們舊地重遊，來一趟全家的自助旅行，好嗎？」

就這樣，「圓夢之行、醫護守遊」計畫出爐！趁著阿全體力還行，在他出院後的隔天假日，一行人帶著興奮又感傷的心情，載著滿車的愛與祝福出發了！醫護同仁還有志工們，利用自己的休假日，連同阿全一家人，大陣仗的五台車，全心相挺阿全最後一趟的出遊。

旅程中，每幅畫面都用愛細細的勾勒著，阿全時而談笑，時而靜默，還不時關心著隨行的團隊人員。阿全過去在群眾中就是大家的開心果，此時他又童心大發，在草原上一邊作弄太太一邊曬恩愛，還有全家族的大合照，讓回憶都充滿了歡笑與淚水。

等到阿全出院一個禮拜，我特地安排時間，帶著助理和志工們一同到阿全家訪視。全嫂開心的開門招呼，阿全也自己走出房門跟我們寒暄。阿全的行動雖然可以不依賴別人，但跟上週相比，明顯遲緩不少。我們一行人陪同阿全夫妻，在家裡觀看剪輯好的出遊影片，聊著聊著，阿全突然說：「我如果離開，你們都不可以在我面前哭喔。因為安揑……我也會想哭喔……」太太在一旁應允著，點頭……全叔用著充滿力量的話語，努力珍惜有限的時間，一路引領大家向前走。

很快地又過了一週，這天，逆著光的葉子乘著風帶來消息，隨著葉子飄落手心，漸漸看清……那是片褪了色的枯葉。

我再度到了阿全家，迎門的全嫂臉色凝重，面露愁容。阿全不再能走出房門，只是躺臥在床上應聲，隨即睡去，「……我沒電了……」阿全擠出一句話後，立即進入睡眠模式。這也是唯一一小段我們聽得懂的話。

隨著病情變化，人在接近生命盡頭時，意識常介於清醒與不清醒

之間，偶然會提起以前的人或事，當旁人想認真對話時，卻又會發現無法搭上線。家屬可能會因為這樣而不知所措，內心備受煎熬，安寧團隊的即時到訪，除了確保阿全身體沒有任何不舒服，也給擔心徬徨的家屬，全力的支持與撫慰。

全叔與太太都是虔誠的佛教徒，「阿彌陀佛……阿彌陀佛……」就這樣念佛機的聲音，規律的重複放送著。

全叔曾說：「人的肉體會死，但是靈魂一樣在，只是去不同的地方而已，所以沒有什麼好執著的，我會去西方極樂世界，那是好地方！」多麼有智慧的一番話，不僅安頓了家人的心，也將生離死別，化作最美的祝福！

告別式前一晚，我特別去探望他們全家。「我昨晚夢見爸爸，他身旁散發出金色的光。」阿全二兒子閃著淚光說著。

那日在阿全家道別後，隔日的凌晨時分，在家人圍繞下，阿全安詳的長眠了。「助念完，他的表情是笑的。」太太用堅定滿足的語氣說著。是真心的祝福，讓最愛的先生圓滿。

當阿全彌留時，二兒子曾哽咽跟父親說：「以後你如果想我們……回來看我們時，我希望看到的是……穿的漂漂亮亮、帥帥的爸爸。」阿全真的回應了兒子的心願，就在告別式前一晚的夢境裡！

一個月後……

「我……很堅強，雖然還是會哭，會想我先生，想他的身影……現在在家裡，要上樓拜拜，還是會習慣喊他的名字，跟他說一聲。哭也要躲起來哭，怕孩子們知道！」

「但是四十九天後，真的要放下，為了他好走，不能再執著了。我會走出去！」全嫂堅定的說。

我心疼全嫂的勇敢，但我相信這也是阿全賜予的力量！

（佛教習俗認為：人在往生四十九天內，都還接受得到生者的思念或迴向，過了四十九天後，即是真正的與這一世道別了。勸戒生者勿太過於牽掛，會讓往生者執著，反而不能安心啟程。意欲生者也該走出傷痛，開啟自己的人生。）

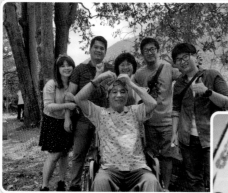

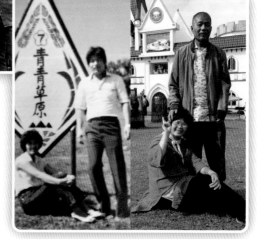

廖景全生命故事書

黃醫師的真心話　走更長遠的路，是為了休息

　　有些人休息，是為了走更長遠的路；有些人出去走走，是為了好好休息。

阿全兄和他的家人都非常勇敢，而且凝聚力很強，他們不畏繁瑣地在阿全兄往生前的半個月，為他策劃了最後一次的全家出遊，讓彼此都不留遺憾。雖然那一天來回的行程讓阿全兄累了些，但卻讓他高興滿足了好久。一週後，如我們所預期的，他的情況明顯走下坡，幾乎終日臥床，幾天後，與世長辭。

　　我有位熱愛大自然的老師，一發現肺癌時，就有遠端的轉移，經過一番檢查後，她決定先不化療，只接受口服的標靶藥物。治療期間她提起好想再去一趟妹妹在美國湖邊的小屋，那裡好山好水，無處不風景，是她心目中最理想的療養環境。我鼓勵她想去就趕快動身，越慢就越不方便成行了；後來，一方面家人不捨得她遠行，另一方面希望她留下來接受進一步的治療，出國計畫就此打住。

　　三個月後，她的癌指數是下降了，但是她的食慾變差了，體力也更減弱了，同時還有些標靶藥物的副作用；但她仍然渴望著湖邊小築的生活，只是身體再也沒有長途旅行的本錢。兩個月後，這個出國度假的美夢也隨著她香消玉殞了。

　　當然有時家屬反對病患出門也有他們的顧慮，他們怕病人太累、怕天候不佳、怕交通阻塞、怕山路不好走、怕萬一病人疼痛、嘔吐、出血時該怎麼辦？其實風險不能說沒有，不過想想我們每個人每天都生活在未知風險中，魯莽行事固不可取，過度保守也可能一事無成。過去我曾有幾次陪病患外出完成心願的經驗，出乎意料的，備用的嗎啡在外期間竟一次也沒有用到，這讓我見識到病人對夢想的渴望，與人內心不可思議的力量。

　　還記得紅遍東南亞的電視劇《通靈少女》裡有個經典橋段，仙姑問 Alice：「如果可以重來，妳會不會後悔當上大明星？」Alice 想了想之後說：「我從來不後悔做過的事，我只後悔那些沒有做過的。」

　　你，還在猶豫該不該帶他（她）出門嗎？

33　國寶阿嬤的圓滿

　　一樣的病房，只見大家各司其職的忙進忙出，就像安寧病房的日常，突然咚咚咚急促的腳步聲，像是要衝進護理站一樣，原來是病房總醫師急匆匆地走進護理站。總醫師開門見山就說：「等下急診有一個阿嬤要上來，100多歲了，血便加全身劇癢，把自己抓到都流血了！」總醫師覺得這樣不行，應該要收住院處置才好。

　　阿貴阿嬤原來是我們居家的病人，主要病因是心臟衰竭，沒有腫瘤等其他病狀。

　　「但是……」總醫師沒等大家回應，表情一變……。

　　「但是，那個阿嬤很不想住院，很抗拒，她的願望就是死也沒關係，但是一定要在家，在家人圍繞下離開……」

　　「但是，我覺得……她的狀況……」總醫師繼續與住院醫師討論著阿嬤的身體狀況，從他一再轉折的語氣，我們可以想像任務並不輕鬆，當下我決定要好好的關心一下這100多歲的人瑞阿嬤。

　　正值2020年6月，新冠肺炎還在全球爆發的日子，雖然入夏以來，臺灣疫情已減緩，但為了病人安全著想，醫療院所還是全面規定陪病人數及探病時間。

　　阿嬤因為長期身體不好，子女們又要忙於工作，平時有請一位外傭專門照顧。基於醫院陪病者只限一人的規定，就只能留外傭在病房照顧，其他家人只能在探病時間前來探視，而且有人數限制。這對於五代同堂、喜歡兒孫圍繞的高齡阿嬤來說，實在是一大煎熬！也因此國寶阿嬤不只一次表達她想回家、不要住院，希望家人都在身旁。

阿嬤說：「我若死就好命啊～恩免做工作了啊～」

阿貴阿嬤憶起小時候，自小被賣給人家當童工，在那個貧窮的年代這是很常見的事。唯一疼她的養父，又早早過世。阿嬤說以前常常吃剩飯，身上總是滿滿被凌虐的瘀青，經歷各種波折，阿嬤可以說是從小苦到大。活到超過 100 歲的年頭，嘗盡箇中酸甜苦辣，人生冷暖也嘗遍了千百回。

「阿嬤，妳說死就好命！啊如果兒子傷心要怎麼辦？」醫師助理指著旁邊的兒子問。

阿嬤：「若是傷心，飯多吃一碗，愛吃厚飽！」

助理：「喔～是安捏喔……」

助理轉頭看看此時陪病的兒子，已經 80 歲的阿公，正靜靜的看著自己的老媽媽，臉上看不出特別表情，但是身影卻特別落寞……。

我見狀便刻意俏皮的說：「阿公，阿嬤說以後你若是傷心，就去吃東西！」

阿公：「啊……哈哈！是安捏喔！」阿公忍不住地笑出聲。

阿貴阿嬤聽著一番逗趣對話，也一改嚴肅的表情，露出老人家可愛的笑容。

「若是傷心，就去吃飯！」簡單的字句沒有艱深的話語，卻反映出最真實的體會與期待。

人離開總會傷心，有可能會食不下嚥，所以記得要吃飯。

人離開總會難過，但是日子還是要過，所以記得要吃飯。

人離開總會不捨，可是天下沒不散筵席，所以記得要吃飯。

日子要過，天不會塌，一切如常，你記得好好過，我一定好好走……一句話，聽似簡單的提醒，卻有最深的愛、道別與祝福。

阿嬤原本住院是為了控制出血狀況，等到出血狀況控制得當，卻在某日嘗試吃粥時忽然嗆到，加上奶奶原先的心臟問題，一日之間，阿貴阿嬤的身體急轉直下。老人家的狀況起起伏伏，關於死亡問題，

之前已提醒過好多次，也準備了好多次，或許這次時間是真的到了，真的到了該道別的時候了。

這兩日，阿嬤的子孫們一一前來探望，感謝安寧病房的通融與體諒，讓比較多家屬輪番進來和阿嬤道別。在安寧團隊的引導下，大家圍在阿嬤身旁抱抱阿嬤，跟阿嬤說說從前，有眼淚、有歡笑，更有不捨與祝福，也許是年紀大了，大家都心意相通，心裡也準備好了⋯⋯。

最後一日，家屬決定讓奶奶回家，回家的那天下午，奶奶圓了所願，在全體兒孫的圍繞下安詳往生。

阿貴阿嬤，此生圓滿。

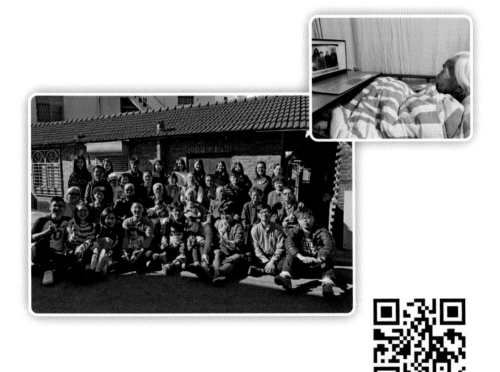

程貴阿嬤的生命故事書

入院是爲了出院

有些人以爲要等到最後一刻，不得已才將病人送進安寧病房「等死」。其實，安寧病房是所有重症末期病友的加油站和避風港，不但會透過積極的手段緩和病人症狀，也不斷追求生活品質的提升。因此出院返家乃是住院後的首要目標，如果事與願違，才改而追求在院善終。

有家屬問：「住院有二十四小時醫護人員照顧，又有健保給付，安寧病房的軟硬體堪比五星級飯店，爲何要出院呢？」理由很簡單，人的天性是回到熟悉的家中最能感覺放鬆自在，就如俗話說：「金窩、銀窩，比不上自己家的狗窩！」更何況是自己一磚一瓦拼出來的房子，屋裡屋外都有說不完的回憶。

不得不說，有些病患回不了家的最大原因是家人的緣故。有的家屬擔心自己的照顧能力不足，或是恐懼病患的病情變化，結果錯失病人有條件回家的時機，使親人「落葉歸根、在家往生」的心願無法達成，令人不勝唏噓！

尤其在疫情期間，陪病與探病都受到較大的限制，造成有人入院後就此和家人天人永隔。依據我在安寧病房多年的經驗，奉勸醫療人員與家屬諸君「見好就收」，病況暫時穩定或症狀改善，就趕緊抓住出院的契機，如果沒有把握，也可以先嘗試讓病患請假回家。因爲這有可能是老天爺給彼此最後一次回家相處的機會，錯過了就不會再有了。

末期病人的病況一定會往下坡走，等病人意識不清或昏迷時，「家」──就太遠了。

PART 7

圓滿

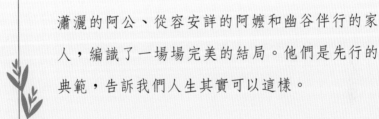

瀟灑的阿公、從容安詳的阿嬤和幽谷伴行的家人，編識了一場場完美的結局。他們是先行的典範，告訴我們人生其實可以這樣。

34 阿公的路

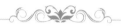

「我爸他以前是跟黑社會打交道的！」病患兒子說道。

「咦！什麼？真的嗎？」大家聽了都很驚訝。

阿公看起來溫謙有禮，每次醫師查房，都堅持要坐起來，是一位非常重視禮節，很有禮貌的老人家。

「他以前有在跑佛堂，有在修啦……」阿嬤溫柔的說著。

其實阿公算是深藏不露的人物。聽兒子敘述，阿公以前是在高雄火車站擺攤，當時車站是人潮最多的地方，意味著錢潮地段都是最好的。但是在那龍蛇雜處的地方，阿公黑白兩道都處理得很好，交際手腕與氣勢真不是蓋的！但似乎是走過了那段豐富的歷程，晚年的阿公決心走入佛堂虔心向佛。不像一般膀胱癌的患者，阿公幾乎不會痛，這次入院也只是小問題，調整完不到一週就回家了！

那日醫師查房時，醫師問起：「阿公你有想要回家嗎？」

「有啊，那ㄟ沒。只是……往生時，想要在醫院。」阿公不假思索的說。

「嗯？阿公，既然你很想回去家裡，為什麼想要在醫院？」

「因為后……阮牽ㄟ，她很沒膽（膽子很小），我怕我如果在家（往生）……她會怕……。」

原來是顧慮家裡那個最重要的「牽手」！人家說，牽手就是要牽一生的手。我決定要把你的手牽起來，就是要守護你一世，直到最後也是一樣。阿公阿嬤相識六七十年了，從小就是青梅竹馬，在那個年代很少自己相戀結婚的，可想而知那個感情……說要放，還真的不知

道要怎麼做。

這次住院，阿公的症狀很快就控制好了，醫師也同意，若是阿公希望回家，那就回家吧！出院一週後，接著安排居家照顧。我和團隊出發前往阿公家訪視。

阿公在家的症狀基本上沒有太大的問題，但是阿嬤在旁焦慮的眉頭始終深鎖著。我見狀主動問起：「甘有什麼煩惱的沒？」阿嬤淺淺的苦笑，眼神透漏出一絲幽幽悲傷，緩緩說道：「有啦……煩惱他（阿公）要這麼早去……」阿公安慰奶奶：「雖然結婚五十幾年，不夠久……但是妳有妳的路，我要先去西方……」阿公要去天上繼續看護奶奶。

73歲了，也過了人生一大半了，見過不少生老病死。阿嬤心裡又何嘗不明白？但……「會啦……多少心裡都會有點難過！」阿嬤語塞。

「我后……只要給我睡睡的去，不要痛，佛祖來接引我，那樣我就滿足了」

「我的牽ㄟ也都交代給我這兩個兒子了，我相信他們兩個都會互相幫我照顧好。」

「我的人生來到這裡……算是非常圓滿了。」

阿公一席話，希望阿嬤可以放下，阿嬤仍然是不捨這六十幾年的感情，一輩子的依靠，忽然要接受他必須離開了，那箇中滋味，想必不是三言兩語就能說得清的。「放下」真的是一門很難的功課！

就在家訪兩日後，也許是佛祖聽見阿公的期盼：「希望卡早去，莫給我痛就好。」那日凌晨，大家都在熟睡，阿公忽然起身，雙手合十，對著床前虔誠拜拜。接著，阿公呼吸就漸漸停了下來……這一切發生得太快，還有不知如何解釋的現象，但兒子描述此事時，那安心滿足的神情，讓我們都相信是佛祖來接引阿公了！

阿公，一切圓滿了，祝福你，一路好走！

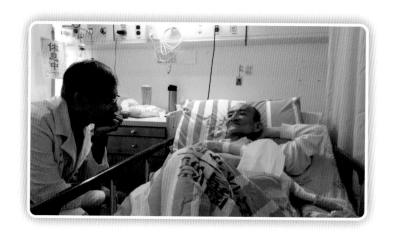

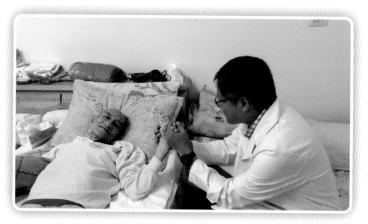

黃醫師的真心話　**最後一堂家教課**

　　從事緩和醫療的工作已經二十個年頭了，面對無常的到來，不管達官顯要或販夫走卒皆一律平等。有些人生活相當富足，什麼都有了，就是缺乏謝幕的智慧；有的學者雖然滿腹經綸，卻在生死學上交了白卷。

很多人害怕老化，把死亡看成意外，其實最真實的統計數據就是人類百分百的死亡率。也有人視癌症的話題為禁忌，殊不知，大約每四位國人，就有一位會因癌症離世。層出不窮、措手不及的病患與家屬，一再突顯出國民教育裡生死學的嚴重不足，結果只能在臨終時期，靠緩和醫療為逝者的善終加分。

　　依據以往的統計，來臺大接受安寧照顧的患者，平均生命不到一個月，入住安寧病房的患者中，平均住院天數也小於兩週。想想人一生約莫三萬多個日子，如果僅留三十天（不到千分之一）的時間學習死亡課題，會不會太過不智呢？

　　換個角度看，人生就是一個修煉場，不管你知不知道，我們已經在紅塵中修行了。

　　每個人的資質不同，因緣際會也不同，可別小看你的枕邊人，或是沒念過幾天書的阿公，有時在家人還無法面對時，當事人早已坦然接受，一心只想著怎麼減輕家人的悲痛。鍾照男阿公就是這樣的寫照，他始終踏著穩健的步伐，獨自向著西方的路前進，最終以祥瑞之態告別家人。這份從容，無比灑脫，我忍不住在心中為他喝采！

　　臨終是一場生命教育。敬愛的阿公再見了，謝謝你給家人上了一堂最寶貴的家教課！

35 我毋驚，我要去好所在

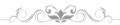

「我……毋……驚，我……想欲……去……好所在……」李奶奶吃力地、緩慢地說完這句話，雖然喘氣喘的不太順，但仍吐露出堅定又勇敢的語氣，現場的醫護人員都很感佩奶奶的勇敢與智慧，家屬也充滿欣慰和感謝。

那感受很奇妙，像是擔心奶奶一個人要外出遠行，卻又放心的要送她去遠方。「這樣說好像很不孝，但是我們是真的一心想送媽媽去阿彌陀佛那邊！」病人女兒說。平時在病房很少看到有家人互動能這麼直接又坦白的，李奶奶的家人能在她面前毫不避諱地用任何字眼談論生死。

「喔……阿嬤都不怕耶，這樣很好啊！阿嬤怎麼那麼勇敢！」醫師助理打從心裡佩服的說。

「因為……我媽媽她，一心想去弟弟那邊，她說要去找他啦！」女兒接著說，這次則是用寓意深遠的表情，深深地望著媽媽。

原來李奶奶有一個兒子，在一年多前因病過世，家人們都相信他現在已在佛祖身旁，包含奶奶自己也深深相信著。「阮知影，媽媽去那邊，弟弟會照顧好她的！」女兒雖然面帶淡淡的愁容，但仍然安心地說著。

「咱可以跟媽媽說多謝，多謝媽媽甲咱扶養到那麼大漢！」我接著引導家屬說出那內心的感謝。

「還有，細漢時候若有不乖，跟媽媽大小聲的地方，也要記得說歹勢喔！」

兒女們毫不猶豫的說：「媽，多謝妳！這麼多年來……」毫不彆扭的說出心中想告訴媽媽的話。

　　「啊妳沒把媽媽抱一下！」助理見狀又繼續引導著。

　　女兒也毫不猶豫的靠近媽媽，將李奶奶摟著，並在媽媽的臉頰上親了一下！

　　「我從來沒有親過我媽媽，長大後也都沒有抱過她了！」女兒一抱完母親，害羞的自嘲著。接著轉頭向病患兒子說：「換你啊！」

　　兒子不害羞也不遲疑的抱著母親，並語帶哽咽的說：「我們都祝福媽～」一對 50 多歲的兒女，承歡母親膝下，也都在此時默默地留下眼淚，也許這是最簡單真摯，也最令人動容的告別。

　　只要願意打開心房，我們都可以超越世俗的忌諱，與摯愛的家人告別。趁親人意識清醒時說出心裡的話，不要等到病人真的意識不清時，再來猜測他的想法，或是單方面傾訴內心滿滿的情意。

　　畢竟，「愛」要送出去；「遺憾」，不要留給自己！

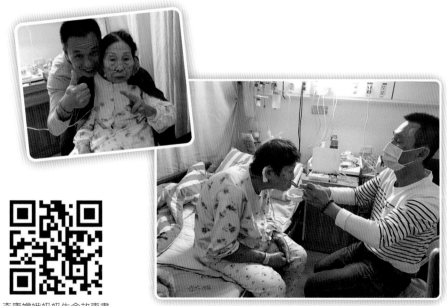

李康嫦娥奶奶生命故事書

　　你或許覺得，雖然嫦娥奶奶信仰很虔誠，但一心一意以為人死後會到天堂的想法未免太過天真，畢竟死後的世界未必存在，天堂也只是一種浪漫的幻想。如果我告訴你，有位科學家不但驗證了靈魂的存在，還親自去了趟天堂，你相信嗎？

　　伊本·亞歷山大是當代哈佛大學著名的神經外科醫師，精通大腦結構的他，雖然也有上教堂、作禮拜的家族傳統，但是當開完刀的住院患者說看到往生親人來訪，他是打從心裡都不相信的。直到有一天，他罹患成人罕見的細菌性腦膜炎，經過多日的深度昏迷，正當醫院友人預告他可能死亡或成為植物人之際，他居然經歷了一場不可思議的天堂之旅，並且奇蹟似的清醒了。

　　他說，在那個世界裡靈魂無比自由，可以隨心所欲的來去，看什麼都是三百六十度的視角，毫無死角與陰影，而且連花草樹木都散發著光芒。世界的語言無法描述那裡的美，就好像只允許我們用半數的英文字母來說話，根本是不可能的。置身天堂，他才發現那個世界無比真實，而我們的世界才是虛假的。相形之下，我們的世界只能算是天堂的倒影。這讓我想起佛經說：「一切有為法，如夢幻泡影，如露亦如電，應作如是觀。」

　　亞歷山大醫師還正確的說出當他昏迷時，家人為他做的事，以及在家中為他禱告的內容。最神奇的是，他的這一些回憶，包括視覺、聽覺等感官，都是在他的大腦被宣判失去功能之際發生的。難怪他說：「我原本以為科學與靈性是不相容的，原來在現代科學裡，最缺的就是承認靈性的存在！」

　　醫學博士雷蒙·穆迪是研究「瀕死體驗」（Near Death

Experience）的先鋒，並於一九八八年獲頒「世界人道主義獎」。他收集並研究一百五十個案例，歸納出死亡經驗的共同元素：包括靈魂離開身體、沒有時空限制、經過漆黑的隧道、看見強烈的光、遇見已故親人、快速回顧一生、出現光的存在當嚮導、體驗無比寧靜和愛的感覺等等。

　　二千年前，佛說：「一粒沙中，三千大千世界；三千大千世界，百億日月。」過去的人無法證實，但現在電子顯微鏡和天文望遠鏡都發明了，我們終於見證到微觀世界和無穹太空的不可思議。因此，認為「看不到的東西就不存在，現代科學尚無法證實的就不真實。」這才是一種不科學的態度。

　　相信靈性的人，才能發揮靈性的力量。學習尊天地、敬鬼神，超越生和死的概念，才能讓愛永恆。

36 媽祖的厝邊

「阿嬤……妳現在過得好嗎？在那裡聖母甘有甲妳照顧好？」

咱老家ㄟ那間房間，妳常坐的椅子甲卡早同款，有一點壞去，看起來有舊舊的感情跟溫度，我到現在還是很甲意那張椅子，因為上面裝了許多阿嬤妳跟咱家人的笑聲，但是……現在已經沒有妳坐在椅子上的形影……我有一點寂寞……有一點想妳……心頭有一點酸酸的……。

在安寧病房裡……「阿嬤，身體有調整卡好就可以回家了，好某？」醫師助理說道。「好啊～這樣上好！」奶奶開心地說，彎起小小的笑眼。奶奶是因為疼痛與嘔吐的問題入院的，原本奶奶也是不太喜歡住院，因為擔心麻煩子女們。

「來～過來阿嬤這，阿嬤甲你講……」第一次在病房看見李奶奶，就像自己家裡的阿嬤一樣親切。奶奶揮揮手，招呼我到病床旁坐下。「好啊～阿嬤，有什麼要教給我知ㄟ某？」醫師助理期待著。「安捏～咱來講我人生的故事！」奶奶翻起家人帶來的舊照片，慢慢訴說著。

繽紛瓦磚、龍刻石雕，顯赫鼎盛的媽祖廟，絢麗的瓦牆，摻雜著牆上的一抹斑駁，不知經過了多少歲月，始終矗立在那裡。「我是媽祖的厝邊！」李奶奶用自豪的語氣，告訴我們她的家就在媽祖廟旁。這廟有二百年了，而李奶奶的人生也走過了八十八個年頭……輕煙裊裊的信念透過時間無限傳遞，就像奶奶守候子女和家園的心。

還記得一年前，因為心臟問題，醫師曾經說過奶奶差不多剩兩年的時間了。兩年，說長也不長了，孝順的兒子即刻放下工作，專心回鄉陪伴著奶奶。不知道是不是聖母太喜歡奶奶了，想讓奶奶早一點去祂身邊修行，今年奶奶又被發現了胰臟癌，同時也轉移到肝臟、肺臟了。88 歲的高齡，家屬與奶奶都希望不要再做無效的醫療。

　　「那天會到也沒關係，只要不痛就好！」這是奶奶與家屬共同的心聲。只是這「沒關係」說的容易，心頭依然似有千斤的重擔，壓在不知道的深處⋯⋯。

　　李奶奶憶起⋯⋯「年輕剛結婚的時候，夫家只給我一個月 600 塊，安捏是叫我要怎麼活？」「安捏我就想開了，我自己來想辦法，來去開一間布店！」奶奶的布店做得非常成功，在地方上算是數一數二。這段過往的曲折，讓我們從奶奶眼中看見女性的堅毅不拔，這些老故事，也像珍寶一樣值得留傳給後輩。

　　「可以照顧媽媽久一點當然好，但是原則上是希望不要有病痛，若是有病痛，我們看了也難過⋯⋯」李奶奶的小兒子，李昌大哥（化名）再三對我們強調。在長輩生命接近末期時，執著與放手如何平衡，永遠都是子女最難的課題。也許是李大哥的妻子在幾年前也經歷了安寧照護，所以輪到媽媽時，李昌大哥的心態調適得很快，只是不捨仍在心中無限發酵⋯⋯。

　　李奶奶說：「幾年前，我也有來醫院，那時候昏迷有插管，後來救回來了，那是媽祖救我的，我已經給媽祖救一次了！」「這次⋯⋯只要讓我路好走就好，如果再昏迷不醒，就不要再救我了⋯⋯」奶奶感恩媽祖，也知足媽祖給他的時間。

　　在這幾年間，李奶奶積極參加老人會的活動，元極舞、外丹功、槌球比賽及接受新聞採訪等，奶奶在當地可以說是非常活躍的名人。因為知足，所以用充實的人生，來回報媽祖給的時間；同時，也用行動告訴子女，安心讓媽媽走吧，我這輩子已然滿足了。

只是每個子女是不是都能學習放下？子女之間常有一個是與父母連結較深厚的，也是彼此最不容易放下的。「我擔心大漢ㄟ，放不下捏……」李奶奶言談中，透露出心中擔心的那一塊，即便是面對生命課題，母親擔心孩子永遠是多過自己。

　　李奶奶的大兒子李誠（化名）深深思考後，告訴我們：「是不是會最難過，這我不可否認，但是當下難過，那之後呢？」「是不是也該放下？不然明天的日子該如何過呢？」「我會難過，但是不見得我會走不出來，所以請媽媽不要擔心，我們都會好好的！」大兒子出乎奶奶意料，其實心裡一直都有在準備著。奶奶是否放心了呢？也許父母真的很難對兒女完全放心，因為「放下」其實真的好……難。

　　那麼面對生命的消逝，奶奶自己為何能如此坦然呢？其實也不是一開始就做得到，大兒子李誠娓娓道來：「一開始知道癌症，媽媽也消極了一段時間，是後來才釋懷的。」「是怎麼釋懷的呢？」醫師助理詢問。「是希望！」「什麼希望？」「原本是希望好起來，現在是希望好走！」抱持這樣的希望，讓奶奶走出陰霾，走出家門，也讓大家走進她的心！

　　在接近最後兩週時……「阿孫……你要走好路，不可以走歪路，要記得阿嬤跟你說的話……」奶奶喃喃地重複交代長孫這些話。長孫輕輕點點頭，把奶奶的話放在最深最深的心裡……最後兩週，奶奶已出現輕微譫妄的情形，但是看見來探病的孫子，依舊把內心的話再次交代給孫子。

　　最後那一週，奶奶已無法下床，也不太能回應大家了。那個週末，家屬們皆圍繞在病床前，主治醫師請兒子來作音樂志工，拉著小提琴為全家帶來動人的音樂。大家圍繞在奶奶身旁，為她唱起《月亮代表我的心》，每個人都用歌聲訴說：「奶奶，我們愛您！」那充滿濃郁的愛的旋律，一直縈繞在病房中，好久好久……。

　　歌聲中，讓人想起小時候，奶奶永遠是那個對我最好的人，知道

奶奶會去更好的地方了，但是……就是害怕再也看不到奶奶了，再也沒人讓我叫一聲「阿嬤！」雙手輕撫著奶奶，心頭卻揪得緊，眼淚也就這樣忍都忍不住……衛生紙也揉溼了一張又一張……奶奶閉著眼，似乎感受到大家對她的愛，嘴型竟也跟著唱歌，然後就這樣也落下了眼淚，也許這是最後一次道愛和道別了……。

幾天後，在大家的愛與陪伴下，奶奶呼吸漸停，最後平靜的離世，就像一般壽終正寢的人一樣，安詳的回到媽祖身邊。

病房護理師細心的協助家屬，幫奶奶再整理一下身體，讓奶奶乾淨舒服的回家。這次奶奶真的要回家了。看著一動不動的李奶奶，心裡的酸楚不斷湧上，眼淚也在眼眶沸騰。家屬們雖然不捨，但誰也沒有大哭，只是默默地流淚，再默默地拭淚。也許大家心裡都明白，放手祝福，奶奶才會去更好的地方，那個有媽祖作伴的地方！

「謝謝阿嬤從小的照顧，妳是我永遠的阿嬤，阿嬤我正在想妳，妳知影某？」

 ### 黃醫師的真心話　我的告別式

回想起那天去媽祖廟旁的李奶奶家，奶奶非常熱情地招呼我們，還翻出了幾箱珍藏的寶貝。我印象中最深刻的是李奶奶手抄的上百首日文歌詞，如此俊秀的字跡，好久好久不曾看到過了，我想老奶奶書寫時，一定是一字一字刻畫在心頭。

這讓我想起同樣愛唱日文歌的老爸，我在他的告別式上，播放了一段他陪外孫女上電視節目唱歌的影片，這應該是他最自豪的時刻吧？可惜當天沒有為他播放日文老歌……。

我告訴老婆：「以後我的告別式，不用播歌，我想聽兩個兒子爲我現場演奏。」

　　老婆問：「那你想聽什麼音樂呢？」

　　「原本我希望他們能演奏四季交響樂給我聽，但後來想想，這標準太高了，還是不要爲難他們吧！我喜歡聽他們合奏的那首 "O mio babbino caro"（親愛的爸爸），再來一首雙提琴的卡農！」

　　「看來，他們要認眞練琴了。」老婆笑著說。

　　「那妳呢？妳希望告別式怎麼辦？」我問。

　　「我不要那麼複雜，我想樹葬就好，我不喜歡那種醜醜的骨灰罈，把我的骨灰灑在家裡的花盆，搬家時記得帶走！」老婆認眞的說。

　　我接著說：「我也喜歡樹葬。我希望告別式不要用那種會嚇到人的人像立牌，可以擺花，不用供品。牌位、塔位全免了，誦經、作七也不要。如果有朋友願爲我靜坐祈福，我感謝他；有人懷念我時，就請在網路上留言。這樣既環保又長久，妳覺得呢？」老婆微笑比讚。

　　我還想送每位親友一部關於我的影片，不方便來告別式的人，可以在家看影片就好。另外，我會送來參加告別式的人一段話：

　　　空手而來，空手回去
　　　留下眼淚，帶走回憶

　　老婆說：「你想告訴大家，你空空來，空空去嗎？」

　　我笑著說：「不，我想告訴大家：我不收奠儀，也不供膳！」

37 陣陣精油香

　　病房傳出陣陣精油香味，一名 80 歲老母親，身旁圍繞著一大群家人，醫師們緩緩走向病床旁，大家依然自顧自的忙進忙出，亂中有序的張羅著，似乎沒人發現醫師們的到來！

　　住院醫師小心翼翼的，舉起手揮啊揮的，很努力地想吸引這群忙碌的人們注意，清清喉嚨稍稍提高分貝說：「ㄟ……您好，這是主治醫師黃醫師，我是住院醫師陳醫師。那個……醫師來查房囉！哈囉～～」一夥人還是各忙各的。

　　主治醫師見狀，中氣十足，親切的說：「阿嬤，妳好！」坐在病床旁的奶奶抬起頭，彎起月亮眼，臉頰旁有個大大酒窩，露出好可愛的笑容。看到主治醫師這麼熱情，奶奶也舉起手，跟我們揮揮手。這時大家才放下手邊工作，一起面向治療團隊，跟我們打招呼。喔～這招真妙，原來大家的目光都在病床上的老奶奶身上。

　　說起奶奶，她可是有十個子女的大家長！而且全家族都很團結，也很愛奶奶。在現代人看來，這可是個難得的超級大家庭。

　　「剛剛看大家這樣謀營（忙碌），是在幹嘛？」醫師忍不住好奇的問。「喔～拍謝啦，醫師，因為我媽媽睡習慣床尾要朝裡面啦！她覺得這樣風水比較好……」其中一個女兒先發聲為我們說明。原來，奶奶有自己的習慣，不只是床，還有一些櫃子擺設啊等等，也都有她的堅持。子女們都非常疼愛奶奶、慣著奶奶，只要是奶奶希望的，大家都會盡力完成。

　　「嗯？你們這床，好像特別香。」醫師提問。

「喔！醫師，就是這個啦！（精油）我都拿這個後，幫媽媽按摩，有薰衣草、薄荷……」

家屬也不吝嗇分享，立刻從櫃子裡拿出一個大籃子，裡頭裝著大約有二十多瓶各式各樣的精油。

「媽媽如果不舒服，我們就用不同功能的精油幫她按摩……」

「從發現腫瘤開始，這一年半來，媽媽都沒有接受過治療，我們都用精油幫她舒緩，不過最近腳實在腫得厲害，呼吸也很喘，媽媽同意來醫院，所以我們才來的。」

奶奶是 80 歲的病人，一開始發現肺癌，醫師說：「可能只剩下三到四個月。」算是不常見的，到了這個年紀的病人，自己不但知病知末，而且決定不做任何抗癌治療。

奶奶說：「機器用久都會壞，何況是人。年紀大了，人總會生病，生病沒關係，自然就好！」能夠尊重奶奶自己的意願，這個家庭的子女也是十分了不起。

站在子女的立場，面對長輩生病，沒有一個會不想拚拚看，就算機會渺茫，拚過了才甘心！自己的媽媽不救怎麼行，別說人言可畏，何況這是一個有十個子女的大家庭，來自各方的意見想必會很多；但意外地，大家的想法都很一致，那就是「尊重媽媽」。我們不由得佩服老奶奶教養有方，真是有福報啊！

兒女們一從醫師那邊得知病情，除了會第一時間跟媽媽討論，也會透過群組互相傳遞訊息。也許是這樣的坦誠，讓彼此之間沒有祕密、沒有高牆、也沒有距離。想說的話盡情說，想展現的愛，盡量展現。不留爭執的空間了，大家只想把握時間，讓媽媽開心舒服就好。

「真的沒有子女會不想盡辦法，救治自己的老母親，更何況老爸早就離開我們了，我們十個都是媽媽一手帶大的，沒有人不希望留母親久一點，讓她好享享清福，但是為了媽媽好，為了讓她舒適，大家一致的選擇，就是讓媽媽過她想過的日子！」女兒含淚說著。

於是他們用最濃的愛和最芬芳的精油，用屬於他們的方式確保母親的自然舒適，也珍惜這得來不易的每一天。也許是這樣的幸福，讓原本醫師判定活不過幾個月的母親，又幸運的陪伴大家一年半多。

　　「ㄟ喔，像前陣子我人不舒服，讓大家輪流載我去醫院，每一個人忙來忙去，讓大家煩惱，我也不喜歡這樣……」一席話聽出奶奶對大家的愛與擔心，也聽出大家對奶奶的疼愛與不捨，一家人的心就這樣被愛緊緊繫在一起。

　　「即便你們媽媽現在看起來都還很清楚，但是從最近意識變化的情形來看，我想之後的情況，是會越來越走下坡，而且時間也沒那麼多了……」在一次家庭會議上，醫師臉色凝重的向十位子女解釋。「啊……這一天，真的要到了嗎？」從大家的表情可以看得出，面對這樣的惡耗是有心理準備的，其實大家都心知肚明，只是有人還是忍不住落淚了……。

　　「那我們還可以做些什麼嗎？」家屬忍住悲傷發問。

　　醫師溫柔的笑了笑，回應道：「其實你們已經做得很好了！」

　　「一直以來你們都很認真的陪伴奶奶，給她滿滿的愛，這樣就很棒了！」

　　「真的嗎……」家屬一邊紅著眼眶微笑著，同時低著頭藏起那複雜的心情。

　　「如果真要說，那就是盡你們所能，持續陪伴奶奶到最後一刻，也可以輪流跟媽媽獨處一段時間，還想告訴媽媽的話，一定要把握機會……」即便了解他們都已經做得很好，當著所有子女的面，醫師還是忍不住一再提醒，不想讓這個甜蜜的家庭有半點遺憾。「嗯，好。我們知道了……謝謝。」

　　最後，奶奶果然離開得很順利安詳。到現在，走近那病床，隱約還聞得到那陣陣精油香，那是屬於他們之間……愛的味道。

後記：幾個月後，阿嬤的小女兒突然出現在我的門診，帶來剛從家裡田園摘下的滿束鮮花，看著盛開的花朵和她開朗的笑容，我忍不住邀請她合影留念。一時之間，那個永遠有兒女圍繞，集兒女寵愛於一身的老奶奶，她慈愛的身影彷彿又來到我的面前，我在心中再次對她說：「阿嬤，妳就好命！妳的孩子真正才情、真正成功哦！」

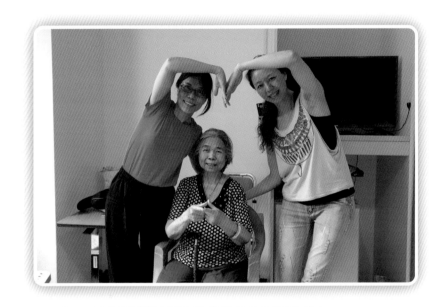

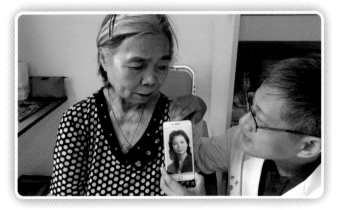

黃蔡鳳阿嬤生命故事書

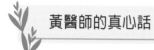 # 芳香精油與輔助療法

　　看見黃奶奶的家人幫她用精油按摩時，我忽然想起好久沒幫媽媽按摩了，就連幫媽媽搥背，都停留在我小時候的記憶。說實在的，當我工作累時，如果家中小朋友幫我揉揉脖子、敲敲肩膀、又按按頭皮時，那種感覺真的蠻舒服的。小孩的手又柔又暖，簡直是天生的按摩神器。回想起自己只會叮嚀母親吃酸痛藥，卻不曾動手為她熱敷或按摩，真是無比慚愧。

　　事實上不光是癌末病人，幾乎上了年紀的人，多少都有筋骨酸痛的問題，尤其是久病臥床的老人。我們太習慣把各種不適都交給醫療人員處理，忽略了可能只要自己動動雙手，親愛的家人就會舒服多了。想像一下，那精油芳香的氣味，加上輕柔的水晶音樂，伴隨兒女們溫柔的掌心和滑順的手感，這是一幅多麼安寧和諧的畫面啊。值得注意的是，老年人皮膚更容易乾癢，沐浴之後用乳液擦拭身體，或用精油按壓穴位，都可以緩解病患的酸痛和奇癢。

　　雖然安寧病房裡，不乏各種主流醫學的工具，許多病患和家屬都會同時使用一種或多種的輔助療法。除了傳統中醫的針灸湯藥外，各種氣功導引、生機飲食、自然療法、音樂和藝術治療，以及冥想禱告等，皆算是輔助療法的一種。不但在國外已行之多年，而且早被不少癌症中心所認可，包括世界知名也是美國最大的德州大學安德森癌症中心，當然國內的緩和醫療單位普遍也都能接受。

　　至於精油按摩有沒有醫學實證？我認為這答案其實不太重要。因為任何一位臥病在床的母親，從小孩手中接過康乃馨時，都會露出幸福的微笑，她從來不會問：「這朵花有什麼療效？」

38 追思我最親愛的把拔

親愛的把拔，從小您就是我的偶像！您又高又帥又聰明，無不良嗜好、事親至孝，且愛您的弟弟妹妹有如自己的子女。您是位負責任的好丈夫、好爸爸，慈愛又慷慨。您待人有禮、寬厚又慈悲，平日捐米濟貧、熱心助人。經商時若客戶家境困難，欠債從不追討。出國旅遊時，若有小孩乞討，您一定馬上掏腰包。

高中畢業時，您就扛起阿公的債務，靠著您的努力不懈與聰明才智，不僅還清債務，還在事業上闖出一片天！您很少跟我們說教，但您的這些身教卻深深地烙印在我們身上，成為我們最佳的典範！

不知為何，弟弟妹妹都畏懼您三分，但我不僅不會，而且還只想更靠近您一點，跟您走在一起，一定要勾著您的手。我們無話不說，甚至連您參加同學會都是攜我這個「伴」去的。

我還記得我小學五年級時，我說想學鋼琴，在那年代鋼琴是奢侈品，但您真的買給我，而且是日本原裝的 Yamaha。記得我下課時，從學校遙望我的鋼琴正要從我們家一樓吊到二樓，那種興奮與感激之情溢於言表。每逢過年我提議邀請叔叔、姑姑全家一起出遊，雖然我當時年紀小，但您總是放手讓我聯絡安排，充分信任我。

我不喜歡您應酬喝酒，高中時有一次放假回家在三樓讀書，當時夜已深，清晰地聽到您與人划拳的喧鬧聲，我氣急敗壞地從樓上咚咚咚跑到隔壁的小吃店，在朋友面前指責您：「喝夠了沒？」又咚咚咚跑回家窩在床上生氣。您趕緊回來，跑來拍拍我的腳，我裝睡不理您。隔天醒來，覺得自己玩太大了，寫了一封信向您懺悔，您就大人有大

量原諒我了。

工作後，看上臺北一間樣品屋，我很喜歡，就跟您說：「爸爸我不要虎尾您給我的那一間，我要換這間。」雖然您不甚中意那房子，而且價格貴很多，但您還是把錢匯給我。交屋後，所有電器也是您和媽咪買單，婚後買車又是您買單。高中在臺北唸書，放寒暑假的時候，一定熬到開學當天才要上臺北，您就在凌晨四點多開車從土庫載我到臺北，讓我趕上開學。

實在有太多太多您寵愛我的點點滴滴……在我成長的過程中，我的任性、撒野您都溺愛包容，其實我都知道那是您對我滿滿的愛，而非放任，我好享受！您也好享受我那看似耍賴，但卻是愛您的撒嬌。我們之間的心靈交流，好像是個祕密花園，我們的情感在裡頭流動、滋養，每次走出花園時，總是全身挹注了滿滿愛的能量，從祕密花園的進進出出，我們的情感越來越深，別人都看不懂！因為那是屬於我們兩人獨有的祕密花園。

如今這個祕密花園已開花結果，我把您給我的愛的種子散播出去，現在我帶領了一個第一型糖尿病的公益病友支持團體，幫助他們走出孩子生病的悲痛、分享照顧的經驗。其中有位媽媽跟我說：「能養育出像冠中媽媽這樣助人為樂的父母，一定很了不起！」

爸爸我以您為榮，希望您也會以我為榮！

原本我和大家一樣認為您是大男人，但此刻我要為您伸張正義——記得您在我出嫁時，流下了複雜心情之淚；當冠中確診第一型糖尿病時，您流下了不捨之淚；每當想起奶奶時，您就流下了思念之淚……等等，您是那麼的感性與柔情。

每當聽到您喜歡的音樂，我就興奮的跟著打拍子、哼唱；我親您、抱您，您嘴裡雖然說：「都可以當阿嬤了，還這麼撒嬌？」但我深知

您內心是喜孜孜的！如此種種，您怎麼可能是大男人呢？您不過是被臺灣大男人的社會給「汙染」，還有被媽媽寵的，其實您身體裡住著一個溫柔、體貼、浪漫，而且純真的靈魂！

您最愛的媽咪，現在已經要繼承您在家中的崇高地位，而且我們全心全意只照顧媽咪一個人，她一定可以得到比您更好的照顧與關愛，請放心！

您這麼寵我、溺愛我，當您年老時，我當然是加倍回報您，尤其是當您因為輕微失智而變得孩子氣時，我也一切順著您，只要您開心。所以知道您重病後，我更心急如焚，滿腦子都在思考，如何幫您順利地走接下來的路，因為我捨不得您遭受一點點的痛、一點點的苦，更捨不得您走！

有一次，您覺得自己所剩的日子不多，跟我說您要走了！我聽了痛徹心扉，忍不住抱著您痛哭，但不敢出聲。您還是發現了，就溫柔的安慰我：「秋郁，不要傷心！」

把拔，我現在聽您的話，我不再傷心，因為最後一夜是我抱著您睡的，而且您已脫掉不堪使用的臭皮囊，重生了！尤其是，您的離去是如此安詳、平靜，有如沉沉地睡去。只是您先來先走，不管多久我們終會再相見，繼續我們的故事！想到這，我就充滿希望與勇氣繼續走下去。

死亡是生命的結束，卻也是另一種更深層關係的開始，只要想起您全是滿滿的溫暖、感動與愛，以及與您深深情感的連結！

每次與您視訊時，總是這樣道別的：「把拔，I love you！」說好了，下輩子，我還要當您的女兒！

您的寶貝女兒　秋郁

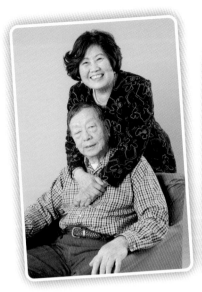
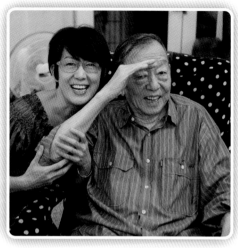

 # 家，是最美的祝福

　　第一次應秋郁姐的邀請來拜訪阿公，是在一個假日的清晨。那是一幢年代久遠的水泥建築，一踏入家門，映入眼簾的場景就令我印象十分深刻。只見客廳和餐廳裡或站或坐的人群，人雖多但不吵雜，還有一個客房裡聚集的滿是年輕人，原來他們都是從各地回來陪阿公過週末的親人，而我聞到的正是家的味道。

　　阿公正在房內休息，大夥兒很自在的四處開聊，也不約而同地壓低了音量。一群人招呼我在圓桌坐下，除了一些居家照顧的問題外，大家的話題都圍繞著阿公打轉。家人告訴我阿公怎麼白手起家，對朋友怎麼重義輕利，家族成員裡沒有人不受到阿公的照顧。

　　閒聊間阿公醒了，想出來坐坐。只見兒孫兩位大漢，溫柔的扶起阿公，用厚實的臂膀一步一步地攙扶著他走向客廳，坐在阿公專

屬的躺椅上。阿公熱情有禮的回應我的問候，問他在家一切好嗎？阿公豎起拇指豪邁的回答：「Very good！」

　　阿公在場時，瞬間就成了鎂光燈的焦點，除了有老伴關心，女兒也依偎在旁，兒子的表情始終和顏悅色，孫子女們也都敬愛有加。當要拍全家大合照時，因為人數眾多，還不得不分作幾輪。我發現原來家族聚會和旅遊早就已經是他們的家庭傳統，全家福照片也已經掛滿整個牆面。

　　我相信秋郁姐一定很用心聯繫這一切，但這何嘗不是阿公自己積來的福德餘蔭。我想阿公將來留下最大的遺產，莫過於這一大家族的和樂，羨慕之餘，我已經看到阿公未來的路──「圓滿善終」。

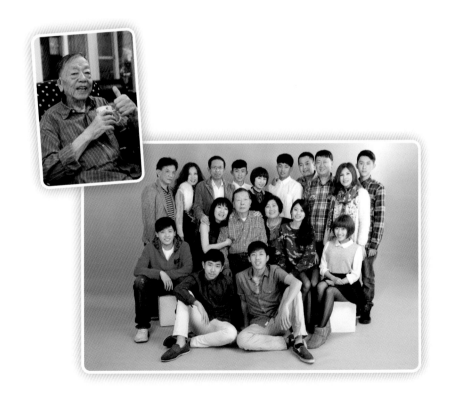

39　三個失去

105 年，視我爲寶貝女兒的老爸，在肺腺癌確診後三個半月，81 歲時離我而去。

109 年，我最親密的先生，因爲心肌梗塞在 58 歲時，彈指間消失在我的生命裡。

110 年，我的閨蜜之一 C，罹患胃癌末期，三個月之後也離開了我。

爸爸是離開我的第一位至親。從小被父母溺愛的我，天眞、樂觀、熱情，但爸爸突然被確診爲肺腺癌末期，即使我因爲看見爸媽年事已高，曾用心研究如何面對他們的離去，但事到臨頭，我仍慌張、內心仍苦不堪言。

爸爸有輕微的阿茲海默症，而且他對健康有很多焦慮，加上抽完肺積水並無任何不舒服，所以我們一家人異口同聲——隱瞞病情，但私下我們仍遍訪名醫，期盼一線生機。結果西醫只能採用對一位 81 歲的老人可能生不如死的化療一途。

因緣際會之下，我曾接觸「安寧緩和醫療」，很肯定他們「人在疾病無法治癒的情況下，要有尊嚴、有生活品質的走完人生最後一程」的理念，於是把這個選擇分享給家人。智慧高人一等的媽媽放下自己對心愛爸爸的情執，給出了超然的愛，說：「不要折磨你爸爸，我們就走安寧吧！」媽媽的勇氣是我們的典範。

我們果然做到了！

　　首先，我們馬上提前舉辦了一個一年一度三天兩夜的家族旅遊，那是一趟很沉重的旅程，但大家都盡量逗爸爸開心。晚上躺在飯店的貴妃椅上，所有兒孫歡聚一堂，如往常相聚時一般，八個孫子一個個輪番上陣幫他按摩，圍繞在他身邊陪他聊天，他無比開心。

　　這期間家人都盡量放下手邊工作，輪流陪伴爸爸，天天定時給他自然療法的配方。只要他一出房門，他最愛的爵士樂便一聲響起，爸爸還跟著哼哼唱唱；只要他躺在搖椅就幫他按摩、活動關節；期間黃醫生、陳醫師、護理師、盧教授和普安師父……等來造訪，他都特別開心，還吹了一下薩克斯風；天氣晴朗時，弟弟便載爸爸四處遊歷、享用美食、欣賞現場管樂演奏，在爸爸離去的三天前，還帶著他去好市多買他愛吃的握壽司。

　　隨著病情的演進，爸爸體力漸衰、心智也漸弱，需要他人協助的部分漸漸增加，但沒有任何疼痛，總共只有三次兩天的小住院，其他時間都住在他最熟悉、最喜歡的家裡。爸爸每天乾乾淨淨、整整齊齊的，雖消瘦了些，但還是很帥，即使在最後一個月需要坐輪椅時也是如此。

　　有一天爸爸突然發燒，醫生建議住院觀察。隔天，看護幫他擦了一個乾乾淨淨的澡，妻子兒孫都在他身邊時的下午，爸爸呼出了最後一口氣。他身上沒有任何一根管子，躺在那邊就好像只是沉沉的睡去，好安詳、好莊嚴。我們只有流淚，無人哭天喊地，因為我們捨不得吵醒他……。

　　爸爸在生前一兩年就很豁達的說過幾次，他可以離開了，他對疾病的焦慮是擔心被折磨，對死這件事他似乎早已坦然。考量到爸爸已有輕微的老年失智，而且他本人早能豁達的接受死亡，我們決定不用艱深的醫學術語來告知他癌症病情，而是把握最後三個半月，陪伴他跟我們無憂無慮地做了回憶的爬梳與整理，跟他拿出舊照片一起回味

精彩的一生，跟他互相道謝、道愛、道歉。還問他有什麼事想做嗎？他覺得這輩子幸福嗎？爸爸說出「我很幸福，此生了無遺憾」時，內心的悸動再也止不住淚水，緊緊的抱住爸爸說：「爸爸我愛您！謝謝您！」

　　陪伴爸爸最後的這一哩路，是深愛爸爸的家人一生中最難熬的日子，在時間如獵豹般追趕著，再不做就來不及的壓力下，家中每一個人都想為了爸爸好而全力以赴。意見分歧難免，萬般慶幸的是，因為理解與愛，讓歧見很快就化解，而使得一家人更加同心協力，再加上醫療團隊與老天爺的幫忙，讓這總是吵吵鬧鬧、哭天喊地、荒誕人生的最後一齣戲，在我們家演出了一個令人感動、令人欽羨、幾近完美的劇本。

＊　＊　＊

　　去年十二月，先生出門時的一聲「拜拜」，成為絕響。醫院通知我趕過去時，他已重度昏迷並裝上葉克膜。心臟科醫生建議可以試著裝心導管，但清醒的機率並沒有加分。

　　先生的健康雖原本就有不少狀況，體力也較差，但照常上班生活。逢此噩耗，我們六神無主，靈機一動即請教了三位值班醫師：「如果這是你的爸爸，你會救嗎？」其中令我感到最聰明、穩重、可以信任的一位醫師說：「以叔叔的狀況，我會放手。」我緊咬牙根仍止不住抖動，彷如被一枚炸彈命中，緊緊擁抱的母子三人，被炸得失魂落魄，無力哀嚎！

　　兩個寶貝已淚如雨下，奮力搖醒已撕心裂肺的我，異口同聲說：「爸爸曾說過不要讓他臥床，他體力不好還能很有活力、很熱情的活著，是因為他那顆極聰明的腦袋，讓他能一展長才並助人無數，如今不僅身體不健康，金頭腦也已重度昏迷，即使救活，爸爸會生不如死！」

　　我腦裡滴滴答答的出現：親愛的，你拋下了我？我們的家從此不完整！孩子從此沒有你這位亦師亦友的活知識老爸！從此不再有人為

我買我最愛吃的冰淇淋！從此沒有人陪我！從此沒有……。

NO！NO！NO！醒醒吧！原來我只憐惜著自己，我好自私！況且這些事即使救活亦不復存在了！我們全家不是早就有「寧願好死也不要歹活」的共識嗎？我要想的是「若我是他」。謝了寶貝，謝謝你們把我從自哀自憐的萬丈深淵拉出來！忽然間媽媽的那句——「不要折磨你爸爸」，同時從我耳邊響起，給我捲起一股力量，讓我鼓起勇氣走向主治醫師，但僅幾步之隔卻堪稱咫尺天涯。

* * *

C 在我人生的劇本是位舉足輕重的人物，她的聰慧總是眷顧著我這傻大姐，她的藝術和音樂的愛好，引領我走入一個花團錦簇的美麗世界。我們無所不談，即使在 1993 年她赴美深造而定居美國，如此遙遠的距離也無損我們深厚的情誼。

C 生這場病不想讓任何人知道，是陰錯陽差曝光，我才知道，他們才向我求救。得知她胃癌末期的消息，我再度心碎，尤其想到她受的苦和他們夫妻倆的孤軍奮鬥，心裡萬般著急。即使因為疫情影響，來回美國皆困難重重，但我仍排除萬難，義無反顧地前往，一心一意想再見她一面，希望我學習多年提升自癒力的種種方法，對 C 的病情有所助益，至少可以讓她的身心舒緩。

化療也是 C 治療胃癌的唯一方法，但成功率只有 20 ％。她不願意化療也沒有走安寧，只是做症狀治療，奮力與死神拔河，原因相當複雜無法一一闡述。病情進展得很快，我到的時候她只能講很簡短的話語，身上好多管子，每天要抽血、要打好幾針，心跳都在 120 左右，呼吸很短淺，無法進食，完全靠營養液注射，全身只有四肢可以稍微活動，背部的皮膚因為久臥已有部分變成硬皮，根本沒有辦法做任何自我療癒的治療。

一位高知識的清秀佳人，如今躺在那裡被五花大綁，虛弱無助痛苦的表情讓我心痛不已，忍不住責怪他先生為何如此折磨她？她先生

還怪我不夠樂觀，我提醒他醫療有極限，樂觀也是。但我畢竟是與她先生理念不同的局外人，我很快回到我的理性，採取不干涉。我繼續回到醫院陪伴她，只盡力幫她營造一個舒服的環境，例如我準備的精油水氧機她就很喜歡，她也喜歡我幫她按摩……讓我又憶起陪伴爸爸的點點滴滴。

幾天的相處，我看見原來C也有她的放不下，即使明白治癒希望渺茫，即使有許多的不舒服，仍在為一口氣拼搏，仍期待回一下家！於是我放下「寧願好死也不要歹活」的執著後，我看到她的勇敢與不輕言放棄的精神，心很疼但又佩服，這讓我又有了種新的領悟。

在陪伴她的第九天，她突然決定要離開。雖說突然，但我想在最後的那一段身心混亂焦灼的日子裡，她一定給自己保留了一個清明的角落，她明白醫療的極限，更關鍵的應該是她看到自己的有限。從她下定決心的那一刻起，她頓時平靜得令人驚訝，之前的不安與煩躁全然消聲匿跡。

她拿掉營養液隔天的下午，當我握著她的手時，她停止了呼吸，整個過程無比寧靜，雖然我的淚水仍關不住，但那不是悲痛，而是一種欣慰。

如何走過？

失去摯愛的爸爸，理性上應該沒有遺憾，但情感上的失落，仍如海浪般在一股又一股痛苦的浪頭之後，雖有短暫的平靜，但最初那來勢洶洶的浪潮是既強烈且停不下來。

能在C最後一段日子好好陪伴她、好好與她道別，同時當我主動提出要代她在追思會謝謝所有愛她的親朋好友時，讓她倍感欣慰，我也已經盡力。雖然捨不得她的離去，但慶幸她有那最後的寧靜。

跨越與我一起生活二十七年的先生離去是最艱難的關卡。我們沒

有好好的道別，感覺我的人生突然狠狠的被砍掉一半，原來配偶是我們的「另一半」是真的，沒想到此刻我才明白。突然對他所有的好與不夠好都有莫名的癡狂，想閃避所有有他的一景一物，卻又想要抓住任何有他的一絲一毫。我原本理性、樂觀的骨子，被一股完全失去掌控力的情緒壓得喘不過氣，一些亂七八糟的念頭更讓我心如刀割。

先生的聰明、善良和熱心助人，讓許多人敬重、讚嘆，活得很精彩；離開的時候既爽快又不麻煩任何人，一生至此，夫復何求？人生自古誰無死，生命也不在長短，而是有沒有為它刻下美好的痕跡，任務完成就可以走了。而且誰說，死不是去了一個令人更嚮往的國度呢？

「一念放下，萬般從容」，認了吧！祝福吧！一切都有它最好的安排……。

唯有打破我們對世界認定的模樣，用獨特的眼光來面對至親的離去，才能綻放出生命的力量。優雅的處理逝去的愛人，才是真正深愛著對方的最佳表現。

面對至親離去的痛楚是人生至痛，也是必經的試煉，時間的推演會讓它過去，智慧會讓它走得更快，最後在我們生命的飽滿度又再添一章。

輪到是我，我準備好面對跟世界告別了嗎？

星雲大師說：面對死亡，要有如遊子回家的歡喜；面對死亡，要有如囚犯釋放的自由；面對死亡，要有如落葉歸根的自然；面對死亡，要有如空山圓月的明淨。

左依默說：誰怕死，誰就已經不再活著。

既然死是必然，我想——把生活過得如一場戀愛般的愉悅，就是最好的準備吧！帶著強烈的意願，成為自己和別人生命中的天使，無所求地把自己奉獻給這個世界，哪還有時間怕死？哈哈！

美好的死亡經歷～指日可待！

羅曼羅蘭說：「世上只有一種英雄主義，就是在認清生活眞相之後依然熱愛生活。」我願是那英雄～

秋郁姐
病患謝敏達阿公的女兒

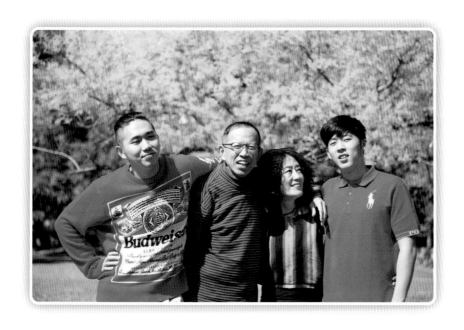

PART 8

「安寧」人，「安您」心

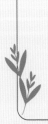

安寧人也有七情六欲，經常五味雜陳，
送行路上「留一半清醒留一半醉」，
只為完成「安您」的使命。

40 來洗澡好嗎？

「我是醫師助理，我們來洗澡好嗎？」

「好～」阿田姊姊（化名）露出溫柔甜美的笑容回應著。

　　個案是 30 多歲的癌症患者，這次入院是因為睡不好，全身不舒服。阿田姊姊未婚，陪在身邊的是兩個妹妹，因為還很年輕，雖然臥床，但是初步看來，她的身體狀況及意識相較於其他患者都好太多了，人也十分健談可愛！

　　阿田姊姊一入院，便被告知我們這裡有一台很棒的洗澡機，阿田姊姊很愛乾淨，一聽說洗澡還可以做 SPA，不再只是擦澡而已，她期待又興奮的表情溢於言表。洗澡對一般人來說，只是理所當然的日常，但是對長期臥床又沒有辦法沐浴的患者來說，卻是令人十分期待的享受！

　　為了不辜負她的期待，當天趕緊將她的狀況告知護理師，但護理師面有難色的說：「可是……」原來當天護理師人力較少，又無協助的志工可以幫忙，再加上阿田姊姊入院時間也比較晚了……。

　　無奈之餘，只好回去告訴阿田姊姊：「我們安排明天好嗎？」「明天是星期四，有一個很厲害的志工大姐會來幫忙！」阿田姊姊沒有說話，但是給我一個溫柔的微笑，並點點頭。留下來與她聊了一會兒，看得出今天剛入院忙了一天，阿田姊姊也累了，捨不得地請她好好休息後，我就先離開病房了。

隔天一早，正準備要去病房看看可愛的阿田姊姊，怎麼知道傳來一陣噩耗！原來姊姊昨天晚上狀況突然變差，血壓如坐溜滑梯般下降得很快，今天早上已在睡夢中離開我們了。我呆立在護理站，好一陣子才回過神來。

　　過一會兒，遠遠看見阿田姊姊的妹妹們走過來，他們都紅著眼眶……。

　　我猶豫了一會兒，向他們走去，只是腳步怎麼會這麼沉重？我……猶豫了，在猶豫什麼？面對阿田姊姊的妹妹們，為什麼要猶豫？是因為愧疚嗎？還是難過？是因為明明只是阿田姊姊一個小小心願，而我卻無法幫她達成嗎？還是說因為我主動提起了，卻又讓阿田姊姊失望了……？

　　踩著千斤重的腳步，走到阿田姊姊的妹妹面前，我們相視而望了一會兒，內心一直想著該怎麼開口……但我只吐出了「還好嗎？」三個字，妹妹們淚眼點點頭……於是我展開雙臂，抱了抱妹妹們，輕輕告訴她們：「姊姊去好地方了，也沒有痛了，我們要祝福她！」妹妹們相繼點點頭。

　　這在我心中留下了很大的衝擊，久久不能忘懷……末期變化，有時候真的很快很快，快到連經驗都幫不上忙！阿田姊姊外表看起來除了有一點倦容，並沒有大痛或出血，也看不出有明顯的瀕死症狀，但病患就這樣離開我們了……。

　　常聽人說「世界無常」，真的是很無常！我想這種無常，有時即便是安寧團隊的成員也很難釋懷……。

　　「阿田姊姊，謝謝妳的溫暖微笑！希望妳在那個美好的地方，一樣可以乾淨舒服，快樂的笑著……」

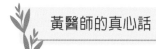 **黃醫師的真心話** 緩和醫療的為與不為

看完阿田姊姊的故事，你也許會想：「洗不洗澡有那麼重要嗎？何必太在意！」但你相信嗎？曾經有一位洗完澡後的患者對我們說：「今天是他住院兩個多月以來，感覺最舒服的一天！」

或許有人以為，對病患而言只要醫療到位，其他的都不重要。但是如果是一位無法治癒的末期患者，承受再多的醫療也看不到曙光時，每天的生活品質才是重中之重。

據統計，每位末期患者身上同時會有八、九個症狀，要想解決全部症狀並不容易，但要提升生活品質卻也不難，例如協助他洗個全身放鬆的溫水澡就可以。所以在安寧病房，洗澡可是一件大事，這裡也是全院唯一配備有最高檔洗澡機的地方。

這部價值不菲的百萬機器，有溫控還有水療按摩的功能，讓最虛弱的病人只要放鬆就能舒適沐浴。對長期臥床、每天只能擦澡的病人而言，再一次泡澡就彷彿重生，打從心裡覺得：「這才是人生！」

相信外科系的醫師一定覺得我們「婆婆媽媽」，這麼想其實也不為過。因為在其他病房輕易就能執行的抽血、導尿、放鼻胃管等等，在安寧病房我們都會斤斤計較，確保每一隻針、每一項檢查都有其必要性。

如果你問我有什麼是安寧病房不能做的？打抗生素？輸血？全靜脈營養？洗腎？抽腹水？胃造口？標靶藥物？化療？放射治療……？我的答案是：「只要評估對病人有幫助，不違背病人的意願又能緩解症狀的，統統都可以做，沒什麼不可以！」相反的，如果弊大於利，或是會降低病人的生活品質，那麼就算只是一顆藥也不會輕易投予。

尤其要尊重病人的想法，別忘了受苦的人是病人自己。做決策時要注意的是：「誰想吃？誰想放胃管、尿管？誰希望打點滴？誰要求入院？又是誰不想出院？」避免家屬意願凌駕病人。生命末期的患者病況變化快速，病人一日看三回、處方一日改三遍是稀鬆平常的事。至於什麼處置該做？什麼時候不該做？那就是緩和醫療的專業了。

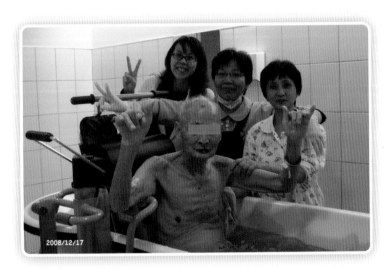

《圖片故事》

　　丫伯因為疼痛，住進了我們安寧病房，經過醫療團隊細心照顧後，疼痛減輕了許多。這天，丫伯躺在病床上，懶洋洋地望著天花板發呆，他是位純樸、善良又固執的「討海人」，我慫恿他說：「丫伯，我們去做 SPA 好不好？」洪醫師也在旁邊加油打氣，丫伯講：「百萬級的 SPA 不稀罕，我珍惜ㄟ是有醫生、護士以及女兒作夥幫我洗身體，這還是生平ㄟ第一次喔！」

　　一星期後，丫伯往生了，透過照片留給我們無限的懷念與感動。

41　一位安寧志工的遺囑

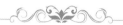

　　在安寧病房當志工已屆九年，這期間我見我聞，深感生和死都是自然現象，而且自然把生命的最後時光安排得有人情味，又合情合理。但這樣的自然，常因人們的自作聰明、橫加干涉，而讓死亡的過程變得痛苦又漫長，子女們自認盡了孝心，卻沒想到其實是給長輩帶來莫大的痛苦。

　　死亡是不可避免，也不可逆的過程，為了不讓我的子女日後背負被家族長輩評為「不孝」的終身陰影。所以，趁現在理智完全清明澄澈之時，預立遺囑，明確將我的意願告訴家人及親朋好友：

（一）　當我走到生命的末期，不做氣切、插管（鼻胃管、抽痰）及有侵入性的醫療，因為我怕痛。電擊，就算救活，生命也毫無品質可言，一定要接受安寧緩和醫療，讓我可以緩解痛苦的照顧，護送我回歸自然脈動，我將會帶著滿懷感恩及人間的溫暖，闔上雙眼，生者、逝者，兩相平安。

（二）　在瀕死之時，血液循環銳減，皮膚會溼溼冷冷，所以摸上去會是涼涼的，但不要以為我會冷而加蓋被褥以保溫；我也不會感到飢餓，所以請不要強迫餵食，否則我將無法安靜地走向死亡；死亡的過程會有譫妄狀態，會讓人覺得是在胡言亂語，其實這也是一種瀕死的需求──「離開外在世界，與自己的心靈對話」。這不是拒絕親人的關愛，而是這條路，每個人都要獨自走過。

（三）　死亡後，把身上可用之器官，送給芸芸眾生之中的有緣人（器

官捐贈可以把死亡變成無盡的溫暖與愛，把死變成生）。

（四）　萬一器官衰竭，不能捐贈，如果符合大體捐贈條件，就把大體捐了吧！（人死了，剩一個空殼，捐出去讓醫生做研究，或許可以幫助更多人）　如果大體也不能捐贈，請嚴格執行第五點。

（五）　不需任何儀式，不需佛事、做七、不用追思禮拜及告別式，不設靈堂、牌位，不必燒亡宅、蓮花、庫銀，不要放大相片，不必寄訃聞，不收奠儀，只需速速火化成灰，然後樹葬即可。

　　樹葬之時，請代我向四方行禮鞠躬，向鬱鬱蒼蒼的山林、悠悠雲空致謝。感謝祂們收留，賜我四季勝景，像清風、像流雲，不必張揚，只要安安靜靜，由家人送我入土。

　　爾後，因為無墓所以不必掃墓，如果有人想念我的話，就在內心默念三聲我的名字，並在桌上放一杯咖啡或熱茶（最好還有一片蛋糕），或許我會乘著風，搖曳著天使的翅膀，陪你（妳）坐坐。

　　我的身體已完成任務，在卸下重軛的時刻，必然會為恢復自由而歡呼，帶著輕鬆美麗的步伐，踏進另一個世界，而且一定會走得更好！

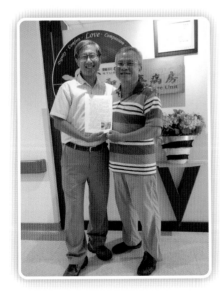

　　本文作者安寧志工周裕耀大哥與病房主任黃建勳合影

再見了，乾妹

　　送往迎來是安寧病房的日常，這裡的患者多半都是中老年人，偶爾有小病人轉入，都伴有歷盡滄桑的家人，也給團隊帶來更多的挑戰。每逢照顧到小病人時，總讓我想起我唯一的乾妹妹——小玉。那一年，我剛踏入安寧緩和醫療……。

　　那天上午晨會完，總醫師拍拍我的肩：「今天會轉來一個小妹妹，大腿骨肉瘤，腫瘤有腦部轉移，所以雙眼失明，現在最大的問題是疼痛無法控制！」我試著想像她的模樣，但毫無頭緒，隱約只感到這會是一個艱難的任務！

　　中午時分，遠處一陣陣聲嘶力竭的哀嚎，劃破了病房的寧靜，緩和醫療病房向來以名符其實的「安寧」著稱，這一聲又一聲帶著憤怒的失控嚎哭，在安寧病房裡顯得相當突兀，一時之間所有團隊成員都繃緊了神經，原來是小妹妹轉來我們病房了！

　　我三步併作兩步地趕去現場，映入眼簾的是一個十分清秀的小女孩，約莫是國中生的年紀。剛哭過的她，有著水汪汪的大眼睛，想到這雙圓滾滾的漂亮雙眸，竟然再也看不到這個世界了，我的心中難忍一陣酸楚！

　　我向小玉媽媽點個頭，接著便對小玉自我介紹：「小玉，妳好！我是負責照顧妳的醫師，妳可以叫我黃哥哥。」小玉聞聲轉過頭來聽。「小玉，我知道妳現在一定很不舒服，讓哥哥來幫助妳好嗎？黃哥哥會想辦法盡量讓妳不要痛！」終於小玉不再激烈的哭喊。

　　以後的每一天，我一有空就去看小玉，每次踏入病房，媽媽就會

幫我通報：「小玉，黃哥哥又來看你了！」接下來就是我們的聊天時光。我不知道在小玉的腦海裡，我長得是什麼模樣？但我知道她很信任我，她相信黃哥哥一定會盡全力幫助她。經過幾次和小玉媽媽的長談，我對小玉的處境越來越了解，也越來越心疼⋯⋯。

　　小玉在學校原本是功課優異的模範生，個性外向，喜好棒球和籃球，還是心算高手。家中有一個妹妹，跟她關係良好，父母親、奶奶和外婆都很疼愛她。有一天，在球場上運動時竟然大腿骨折，引起一陣巨痛，檢查結果原來是腿部的惡性腫瘤。這一惡耗開啟了小玉多年的抗癌之路，除了飽受治療時的各種磨難，也迫使她不得不離開校園。

　　雪上加霜的是，父母的關係也在這幾年起了變化。就在小玉罹病後不久，長年在大陸經商的父親也因故和母親離異，從此跟母女的互動越來越疏遠，原本疼愛小玉的奶奶，也被她們視為拒絕往來戶。小玉母親為了全心照顧她，把小玉的妹妹託付給自己的兄長，自己則陪小玉在國內四處求診，一個人扛起陪小玉抗癌的艱辛之路。

　　可惜天不從人願，母女兩人的苦心並沒有換來好消息。一次又一次的治療失敗，父親和妹妹又遠離身旁，小玉在失去健康、失去校園、失去同學、失去家庭的溫暖和青春的夢想後，老天爺甚至讓她失去了雙眼的視力！從此母親更是形影不離地照顧她，但父親留在母女心中背叛和仇恨的傷痕則日益加深。這是一個多麼殘酷的世界啊，那一年，小玉才 16 歲 。

　　有一天午後，我請小玉媽媽留在病房休息，一個人帶著小玉到病房的交誼廳走走。看著眼前小玉清瘦的身影，眼神還有著小孩的稚氣與單純，實在很難把她跟對爸爸、奶奶情緒暴走的模樣聯想在一起。送她回病房時，我們在門外聽到媽媽正在和電話那頭的爸爸激烈爭吵，還聽不清楚兩人在吵些什麼，但小玉在門外，整個人便不自主地全身顫抖，我看了實在十分心疼。哎，她還來不及揮灑青春，成人複雜的世界就壓得她喘不過氣來。

在交誼廳散步時，我問小玉：「小玉，妳排行老大，沒有哥哥；我在家是老么，也沒有妹妹，不然我當妳哥哥，妳作我妹妹，好不好？」小玉認真的點點頭。我說：「黃哥哥是說真的哦，妳如果願意，我們就來打勾勾！」小玉舉起手來，和我小指相勾，我們開心的拇指相碰，這下我有了乾妹妹，小玉也有哥哥了！

住院期間，小玉的病況起起伏伏，止痛藥的劑量也隨著逐漸增加，雖然腫瘤的侵犯讓她有時不免疼痛難耐，但是她不再像入院初期那樣地嚎啕大哭，她會忍耐到我去探望她，也會接受我給她的各種建議。

就在我值班的某個晚上，大夜班護理師急電我去小玉病房。趕到病房，我看到驚慌失措的媽媽，還有小玉因為突發疼痛而蒼白扭曲的臉。我本該成熟穩重的扮演好醫師的角色，緊急處置、穩住場面，還要安撫病人和家屬。這些我都懂，但面對她突然失控的症狀，又想起白天她虛弱無力的模樣，我下意識的感受到：「小玉是不是要離開我們了？」結果我一句話都說不出來，握著小玉的手，我不由自主地留下兩行熱淚！小玉媽媽見我一直沒有出聲，才發現我低著頭，眼淚不止地一直滴下來……然後她也看著我，哭著對小玉說：「黃醫師，你不要這樣！小玉，黃哥哥對妳真的很好，妳很幸福！謝謝黃醫師……」

經過一段時間的努力，小玉的疼痛終於得到控制。經過團隊會議的討論，回家應該是對小玉最好的安排，因為外婆可以來幫忙照顧她，舅舅也會帶妹妹回來；更重要的是，小玉對家裡的環境最熟悉，儘管失明，她也可以靠自己摸索著自由行動。

小玉在家裡算是找到了避風港，爸爸在取得諒解後，也常撥空回來看她，我也專程去她家裡拜訪這個乾妹妹。看著一家人在家中放鬆的模樣，心中的石頭終於放了下來。我和小玉又聊了聊天，我問小玉：「小玉，妳看過哆啦Ａ夢嗎？」小玉點點頭。「哆啦Ａ夢有個任意門，可以去任何想去的地方。小玉，有一天，妳也會像通過任意門一樣，去到一個漂亮美妙的新地方，不用怕哦！知道嗎？」小玉點點頭。那

是我最後一次看到小玉。

幾天後，小玉媽媽告訴我：「那一天我在廚房忙，小玉一個人摸著走進來問我在做什麼？我告訴她我在煮飯，小玉說她可以幫忙洗碗，我說妳兩手都沒有力氣怎麼洗碗，小玉想一想說：那我可以用腳洗啊！⋯⋯就是那一天，小玉睡了後⋯⋯沒有再醒來！」

小玉媽媽把小玉模範生的照片連同木框送來給我，二十年來我搬了幾次家，始終留著。二十年來，我不再在病人面前流淚，但我永遠記得小玉——我唯一的乾妹妹。

 黃醫師的真心話 ## 醫生，還有多久？

記得有一次在病房時，我和小玉媽媽靜靜的看著她睡著的樣子，好清秀的臉龐，實在讓人不忍。小玉媽媽突然轉頭問我：「醫生，還有多久？」這個問題對於還是住院醫師的我很難回答，但我相信小玉媽媽問出這個問題更難！當時我只是咬著唇低下頭來，不知道是沒有把握回答，或是沒有勇氣面對小玉媽媽失望的眼神⋯⋯。

「醫生，還有多久？」聽起來像在問：「一生，還有多久？」從那時候起，我一直把這個問題放在心上，也不停在尋找這個問題的答案。

臨床上，這個問題叫「存活期預估」，在緩和醫療中是非常受重視的議題。因為醫療人員要能有先見之明，才能適時轉介病患接受緩和醫療，或採取適當的末期照顧，避免無效醫療造成病人、家庭與社會的三輸。病患和家屬更期待醫師能夠洞燭機先，及時與他們討論心願完成、死亡準備、後事安排等議題，以免悔不當初，徒

留終身遺憾。

　　可惜的是，研究顯示：臨床醫師預估病患存活期的準確度不到三成，而且超過半數都傾向是過度樂觀的高估。而根據統計，針對安寧病房患者存活期預估的誤差大約是在一到三週，但是如果臨床經驗豐富的醫療人員，預估存活天數的誤差可能小於一週。

　　當我進一步研究時，發現末期病患如果失去「活力」（沒有行動力或臥床）、「食力」（沒有胃口、吞嚥困難、體重減輕）、「腦力」（表現出嗜睡、混亂或昏迷等認知功能障礙）時，生命力通常小於半個月，所以這三種力量可以作為臨床存活期預估的重要參考。

　　醫師或許永遠沒辦法作出準確的「存活期預估」，畢竟醫療人員不能扮演上帝的角色。但是我相信，經常考慮「病患還有多久？」並且能主動與病患和家屬討論這個問題的人，才是病患心目中的好醫師。

43 追憶恩師劉德琇

　　想想和老師也眞是有緣，每一年我輪值病房主治醫師的工作只有三個月，而且是半年多前就排定的班表。老師剛巧在我今年三月份輪值的前一天來到病房，在三月底倒數第三天安詳離去，是天意的安排吧，爲我們的師生緣畫下完美的句點。老師的小妹說：「謝謝你爲老師做了這麼多。」其實老師曾爲我付出的更多，我做的仍然無以爲報。

　　我在高中時期遇見劉老師，至今已經三十五年。當時不成熟的心靈，面對人生的徬徨與大考的壓力，劉老師成爲我最依賴的傾訴對象。經常在下課時間，老師會陪我聊天；久而久之，感覺我既是老師的學生，也和老師成了忘年之交的朋友。當時情緒不穩定的我，經常一鬧彆扭就打電話給老師，回想起來，當初打給老師的電話應該不下百通了。願意這樣花心思在學生身上的老師，如今怕是沒有了，更別提老師曾數次請我吃飯，也曾邀我到家中走走。

　　當然我不是唯一的幸運兒，建中還有幾位優秀的學長，也因劉老師的春風化雨，在成家立業或功成名就之後，仍跟老師保持密切的聯絡。老師在大家心中就像永遠的家人，而我是眾多學生中最幸運的一個，可以握著老師的手和她說再見。

　　因爲劉老師，讓現在的我對學生也永遠抱有熱忱，對追求人生的美善也始終懷有理想。在出版這本書的過程中，有很多不確定的因素，我一直記著老師曾說過的：「要相信自己，堅持你的夢想，認爲是對的事就不要放棄各種可能！」

　　老師因爲虛弱經常坐臥在床，當她還有力氣時曾和我聊起：「人

生只要做好一件事就好，Less is more ！」後來老師進入了沉睡狀態，我對老師的小妹笑說：「這回老師真成為睡美人了，我們的工作就是好好守護睡美人！」看著老師放鬆的表情，我握著老師柔軟的手告訴她：「老師，您已經完成一生中最重要的使命——成為一位好老師，讓我代表所有您教過的孩子，向您深深一鞠躬……老師，辛苦了！感謝您的栽培，我們永遠不會忘記您！」

3 月 29 日清早，我收到住院醫師傳來的簡訊，得知劉老師剛才在睡夢中離世了。忍著百感交集的情緒，看完了上午的門診，我再次驅車來到病房。家屬早已領著劉老師離去，病房裡空蕩蕩的，彷彿沒人住過，我望著眼前的場景，老師的身影卻歷歷在目。我依舊走到病床前，對著床頭說：「老師，建勳又來看您了……謝謝您這麼信任我，讓我照顧您最後一程，我相信您一定會去美好的地方，我們有緣再見了，我會永遠懷念您的！」我知道這次您不會再回應，但我只想再說聲：「愛您哦，老師！」

離開病房時，我的臉上掛著兩行熱淚，我想路過的人看見了，一定會笑我這位醫師不夠專業，但只有我心裡知道：「懂我的人又少了一個！」

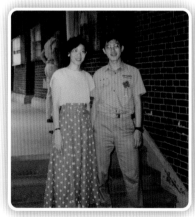
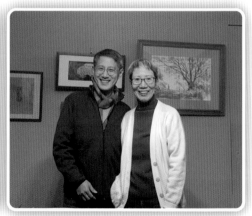

▓ 建中時期老師與我合影　　▓ 老師居家靜養時與我合影

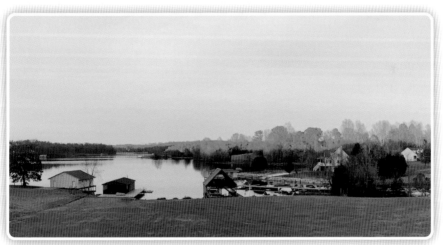

老師長眠在她最愛的彼岸：妹妹在美國的湖邊雅築

國家圖書館出版品預行編目資料

還在：末期照護實錄與緩和醫療心法/黃建勳
編著. -- 初版. -- 臺北市：五南圖書出版
股份有限公司, 2023.02
　面；　公分
　ISBN 978-626-343-474-5 (平裝)

1.CST： 安寧照護　2.CST： 生命終期照護
3.CST： 緩和醫療照護
419.825　　　　　　　　　　111016791

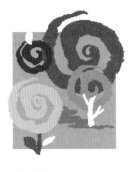

5JOH

還在：
末期照護實錄與緩和醫療心法

作　　　者 — 黃建勳（309.4）

記　　　錄 — 劉育珊

發 行 人 — 楊榮川

總 經 理 — 楊士清

總 編 輯 — 楊秀麗

副總編輯 — 王俐文

文字編輯 — 金明芬

封面設計 — 姚孝慈

出 版 者 — 五南圖書出版股份有限公司

地　　　址：106台北市大安區和平東路二段339號4樓

電　　　話：(02) 2705-5066　傳　　真：(02) 2706-6100

網　　　址：https://www.wunan.com.tw

電子郵件：wunan@wunan.com.tw

劃撥帳號：01068953

戶　　　名：五南圖書出版股份有限公司

法律顧問　林勝安律師

出版日期　2023年2月初版一刷

定　　　價　新臺幣450元

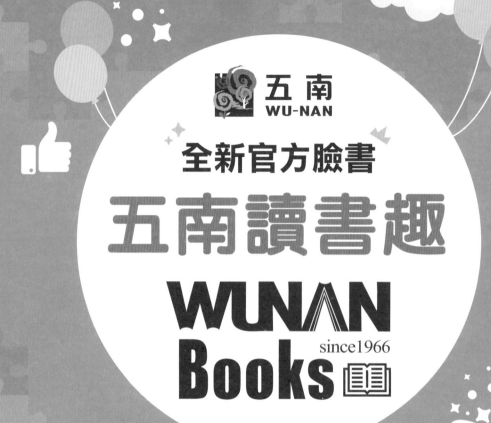

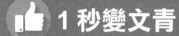
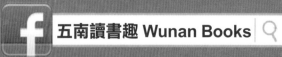

經典永恆・名著常在

五十週年的獻禮——經典名著文庫

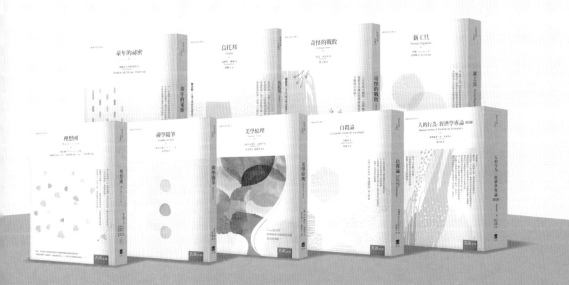

五南，五十年了，半個世紀，人生旅程的一大半，走過來了。

思索著，邁向百年的未來歷程，能為知識界、文化學術界作些什麼？

在速食文化的生態下，有什麼值得讓人雋永品味的？

歷代經典・當今名著，經過時間的洗禮，千錘百鍊，流傳至今，光芒耀人；

不僅使我們能領悟前人的智慧，同時也增深加廣我們思考的深度與視野。

我們決心投入巨資，有計畫的系統梳選，成立「經典名著文庫」，

希望收入古今中外思想性的、充滿睿智與獨見的經典、名著。

這是一項理想性的、永續性的巨大出版工程。

不在意讀者的眾寡，只考慮它的學術價值，力求完整展現先哲思想的軌跡；

為知識界開啟一片智慧之窗，營造一座百花綻放的世界文明公園，

任君遨遊、取菁吸蜜、嘉惠學子！